Rebsch · Tenzer

Die 30-Tage-Body-Challenge

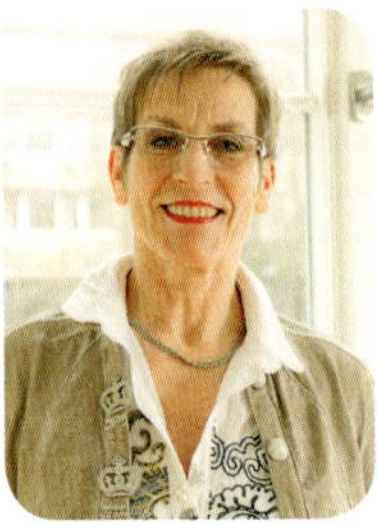

Hildegard Rebsch führt seit 35 Jahren gemeinsam mit ihrem Mann erfolgreich ein eigenes Fitnessstudio in Backnang bei Stuttgart. Ihre Devise lautet: Wer regelmäßig trainiert, wird auch Erfolge sehen! Die Expertin für Functional Training hat ein großes Repertoire an wirksamen, gerätefreien Übungen für jede Problemzone in petto. »Mein Ziel war es, einfach die besten Übungen für jede Problemzone zusammenzustellen, mit denen man ganz effektiv genau die Körperbereiche trainieren kann, die es besonders nötig haben. Wer dieses Programm 30 Tage lang durchhält, wird jeden Tag stärker und fitter und am Ende garantiert mit einem strafferen Körper belohnt.«

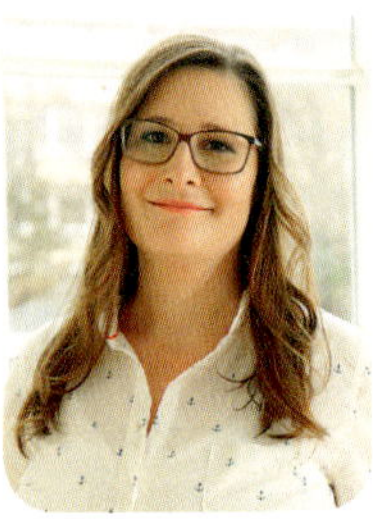

Dieses Versprechen ließ sich **Carina Tenzer** nicht zweimal geben, sie war sofort dabei, als wir sie gebeten haben, unsere Challenge zu testen. Carina ist ein absoluter Genussmensch, sie kocht und backt mit Leidenschaft. Für ihren Foodblog www.newyorkcheesecake.de kreiert sie ständig neue Rezepte – die nicht immer spurlos an ihren Hüften vorbeigehen. »Ich bin kein Sportmuffel, aber brauche eine Herausforderung und ein konkretes Ziel. Die 30-Tage-Body-Challenge war ein voller Erfolg. In 30 Tagen eine Kleidergröße weniger!

Hildegard Rebsch · Carina Tenzer

Die 30-Tage-Body-Challenge

Bauch, Beine, Po & Arme

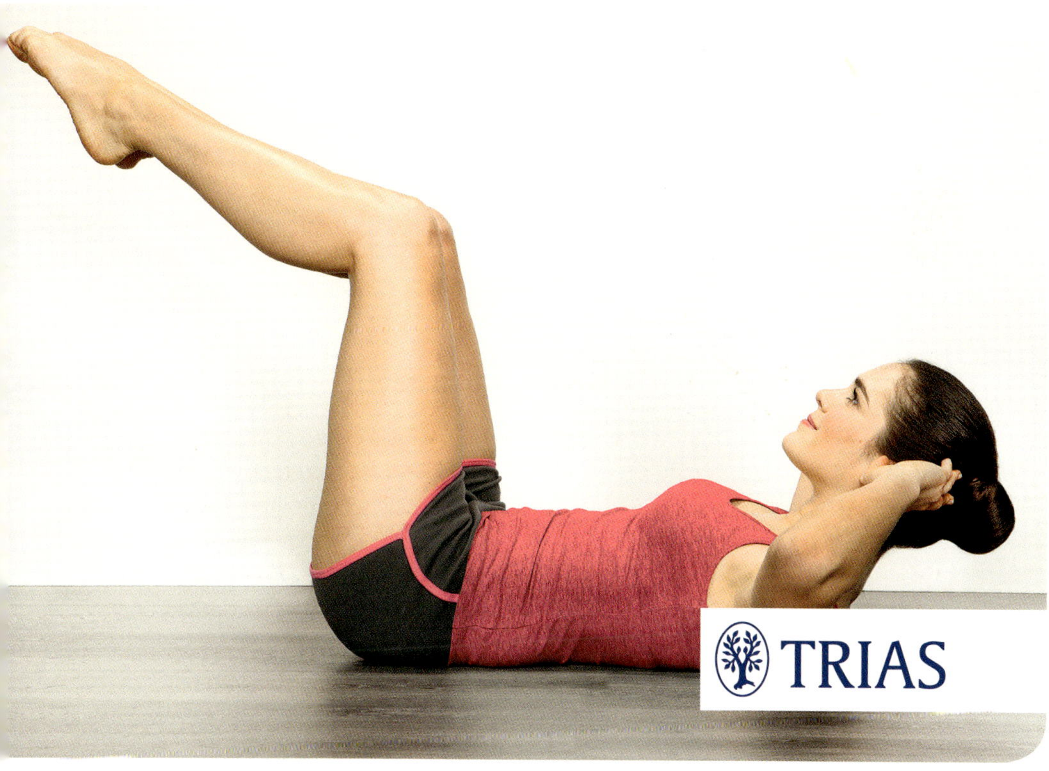

TRIAS

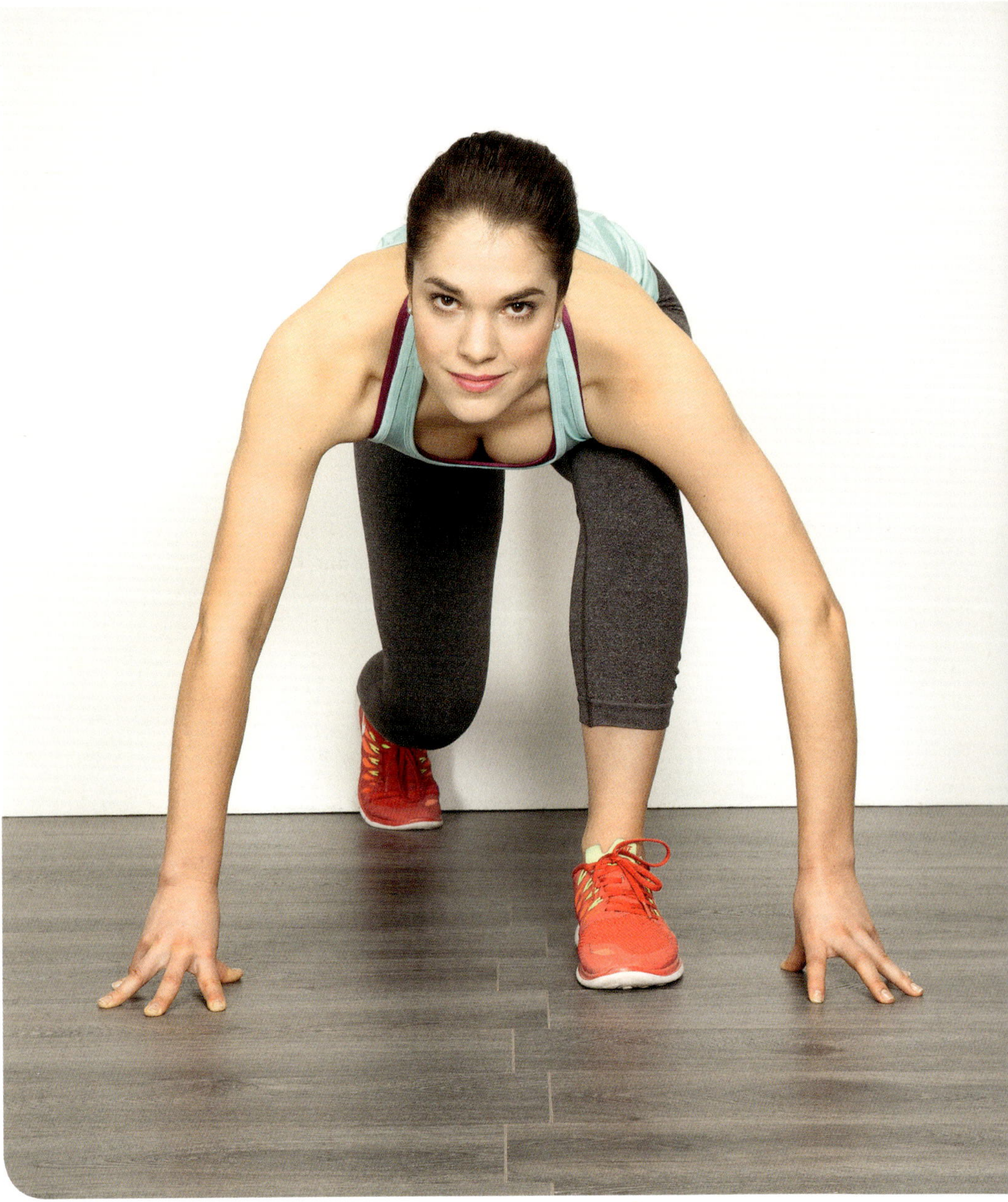

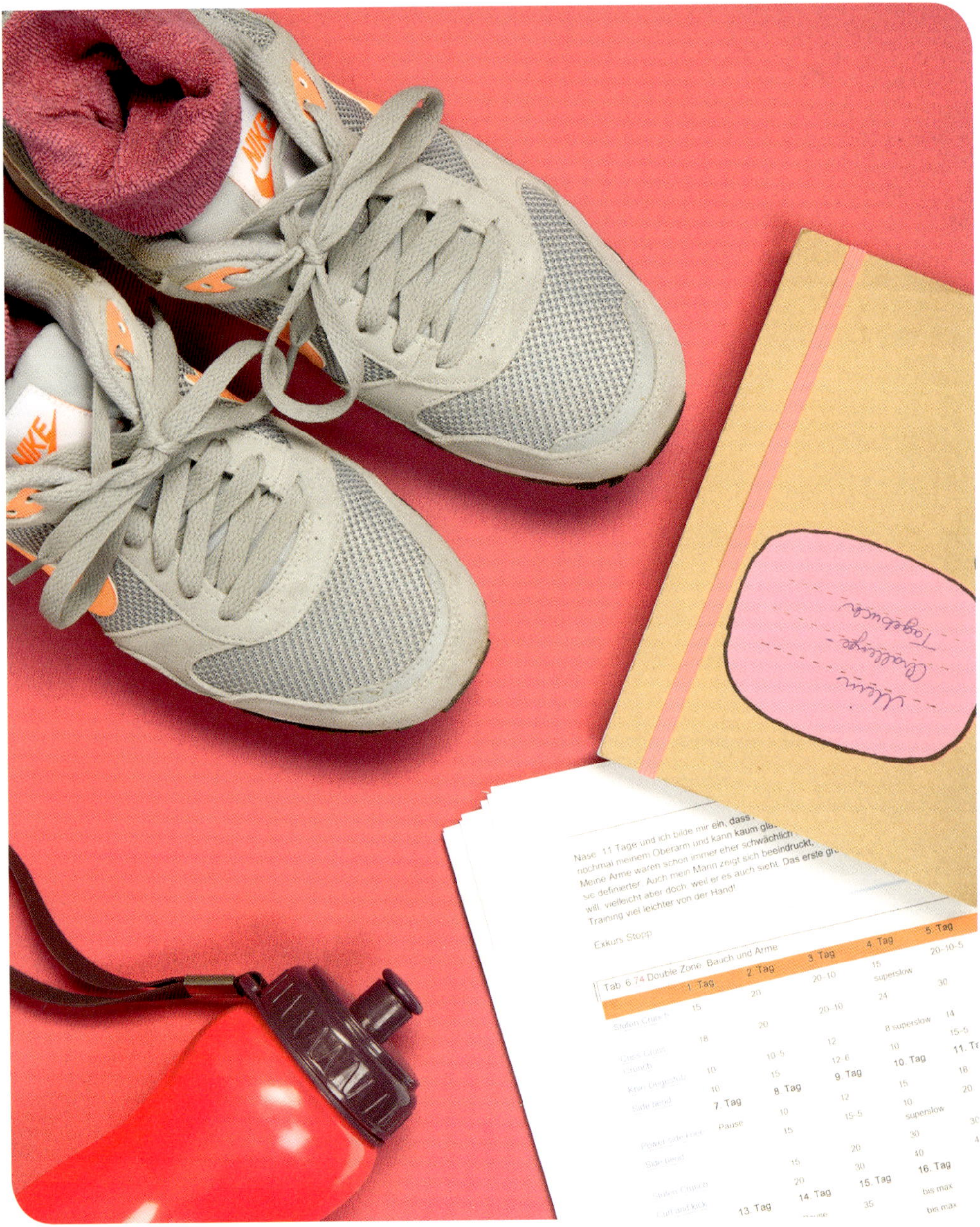
NIKE
Exkurs Stopp
Tab. 6.74 Double Zone: Bauch und Arme

Liebe Leserinnen, liebe Leser,

unsere Tage sind vollgepackt mit tausenderlei Verpflichtungen. Eingespannt funktionieren wir meist für die Interessen anderer: Familie, Beruf, Freunde ...

Fragen Sie sich manchmal: »Wann mache ich etwas nur für mich?« Spüren Sie verspannte Muskeln, unbewegliche Gelenke, Stoffwechselprobleme? Es gibt viele Gründe für ein regelmäßiges Training: Gesundheit, gute Fitness für alltägliche Belastungen, attraktives Aussehen, innere Zufriedenheit, Abbau von Stress, Freude am Leben und vieles mehr.

Meine Challenges sind kurz (die Ausrede »Ich habe nicht so viel Zeit« entfällt damit endgültig) und knackig (schließlich wollen Sie was erreichen). Sie umfassen Bauch, Beine, Po und Arme – die Bereiche, die für Frauen immer wichtig sind. Sie brauchen für das Training keine Geräte, keinen Partner und keinen aufgezwungenen Stundenplan. Die Challenges sind eine Herausforderung an Ihre Disziplin, Ihr Durchhaltevermögen, Ihre Motivation und an alle Versuchungen, Sie von Ihrem Ziel abzubringen.

Viel Erfolg und Freude dabei wünscht Ihnen

Hildegard Rebsch

Gute Vorsätze

»Ich sollte mehr Sport machen.« Inzwischen kann ich gar nicht mehr zählen, wie oft ich diesen Satz schon gesagt habe. Theoretisch möchte ich schon Sport machen und fit bleiben, aber es hapert an der Umsetzung. Und am Durchhalten. Mit meinen Ausreden bin ich bestimmt nicht alleine: Ich arbeite Vollzeit, und wenn ich nach Hause komme, muss ich noch den Haushalt schmeißen, will Zeit mit meinem Mann und mit Freunden verbringen oder auch mal ein bisschen entspannen.

Außerdem kann ich mich leider viel eher für Essen als für Bewegung begeistern. Gekocht habe ich schon als Kind gerne und vor ein paar Jahren habe ich auch das Backen für mich entdeckt. Mein erster Kuchen war ein »New York Cheesecake« – und es war Liebe auf den ersten Blick. Damit war mein Foodblog geboren und seitdem koche und backe ich auf www.newyorkcheescake.de und bin immer auf der Suche nach Inspirationen für neue Rezepte. Ein zeitaufwendiges Hobby, das ich mit viel Leidenschaft und Herzblut betreibe.

Nun geht das Bloggen übers Essen aber leider nicht spurlos an meinen Hüften vorbei. Ich habe mich zwar mit einer Kleidergröße jenseits der 36 abgefunden, aber ich muss trotzdem regelmäßig auf die Bremse treten, um mein Gewicht zu halten. Gesunde Ernährung ist nur die halbe Miete, denn wer sein Gewicht halten will, sollte auch Sport machen. Außerdem ist Sport sowieso unverzichtbar, wenn man ein gesundes Leben führen will. Die Entscheidung für mehr Bewegung ist also gefallen, aber ich tue mich nicht gerade leicht damit, »meinen Sport« zu finden. Laufen gehen funktioniert nicht regelmäßig, weil es für mich dann immer gerade zu heiß, zu kalt, zu nass oder zu dunkel ist. Ich mag die Kurse im Fitnessstudio, aber ich mag nicht die vielen Leute um mich herum und auch nicht die festen Termine. Ich will flexibel trainieren können, manchmal morgens um 5 Uhr, wenn ich aufstehe, manchmal sonntagmittags, eben immer dann, wenn mir danach ist.

Deshalb habe ich schon vor einiger Zeit damit angefangen, zu Hause zu sporteln (YouTube macht's möglich). Ein bisschen Yoga und Pilates und ein bisschen Aerobic – damit bin ich richtig happy. Aber gerade schleichen sich wieder längere sportfreie Phasen ein, die sich in Kraft, Kondition und auf den Hüften bemerkbar machen. Mein aktueller Fitnessstatus ist demnach durchaus ausbaufähig. Höchste Zeit also für ein neues Projekt. 30 Tage Sport klingen machbar. Ich nehme die Herausforderung an.

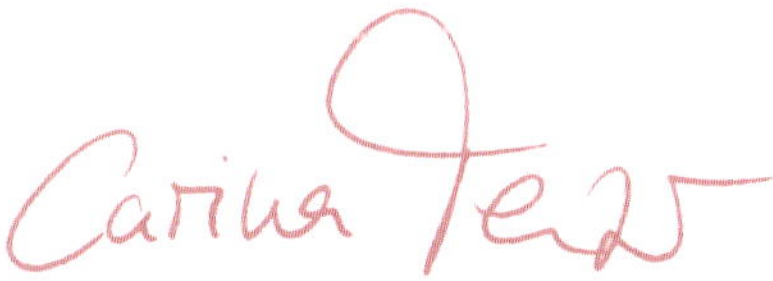

Carina Tenzer

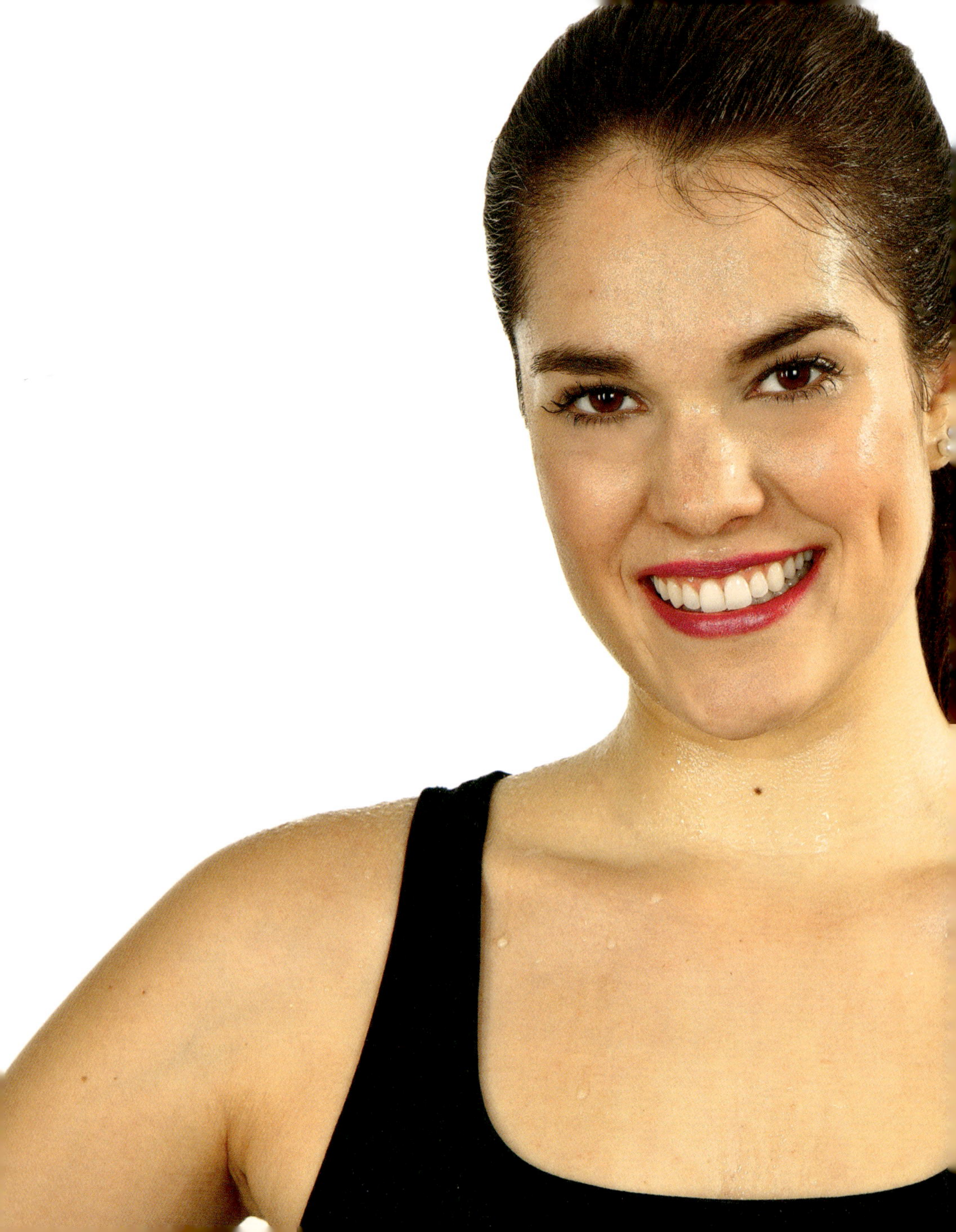

So trainieren Sie richtig

Acht verschiedene Übungen für Bauch, Beine, Po, Arme, die wirklich was bringen. Und davor: Aufwärmen nicht vergessen!

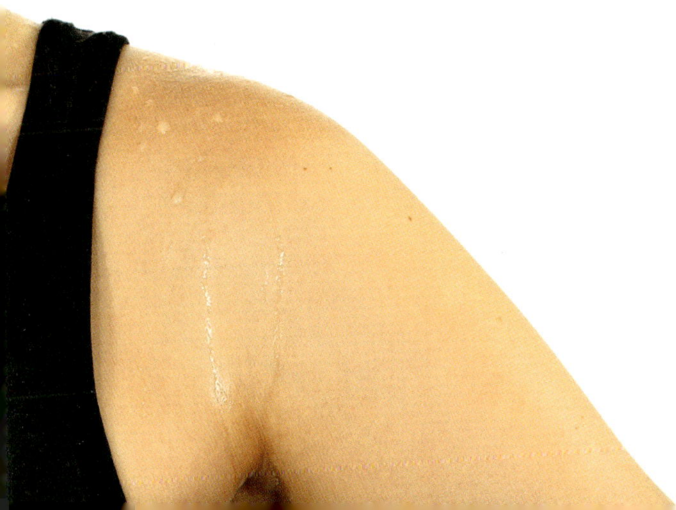

Übungen zum Aufwärmen

Bevor es losgeht: Bereiten Sie sich körperlich und geistig auf das Training vor – mit Aufwärmübungen, die Ihre Muskeln lockern und vor allem auch Spaß machen.

Ein sorgfältiges Aufwärmen bereitet Ihren Körper auf die nachfolgenden Übungen vor und ist die ideale Vorbeugung gegen Verletzungen. Beim Aufwärmen steigt die Körperkerntemperatur an, der Körper kommt in den Betriebsmodus: Die Gelenke werden mobilisiert, die Muskeln flexibler und belastbarer, der Sauerstoff wird besser ausgenutzt, die Koordination und die Durchblutung verbessert. Wichtig ist auch der mental-emotionale Aspekt: Sie klinken sich aus dem Alltag aus und konzentrieren sich ganz auf Ihren Körper: Er steht jetzt im Mittelpunkt und bekommt alle Aufmerksamkeit. So steht einem perfekten Training nichts mehr im Wege.

Gut geeignet zum Aufwärmen sind Ganzkörperbewegungen wie Gehen oder Laufen am Platz oder im Freien, Seilspringen, Hampelmann, Knieheben, Anfersen, Liegestützsprünge oder Tanzen nach Ihrer Lieblingsmusik.

Die Aufwärmdauer richtet sich nach Ihrem Trainingszustand. Da ohne Geräte trainiert wird, genügen 5–10 Minuten. Einsteiger beginnen langsam und mit niedrigen Wiederholungszahlen, Fortgeschrittene wählen höhere Wiederholungszahlen oder mehr Minuten. Beachten Sie immer die eigenen Grenzen, aber werfen Sie auch ruhig mal einen Blick darüber hinaus.

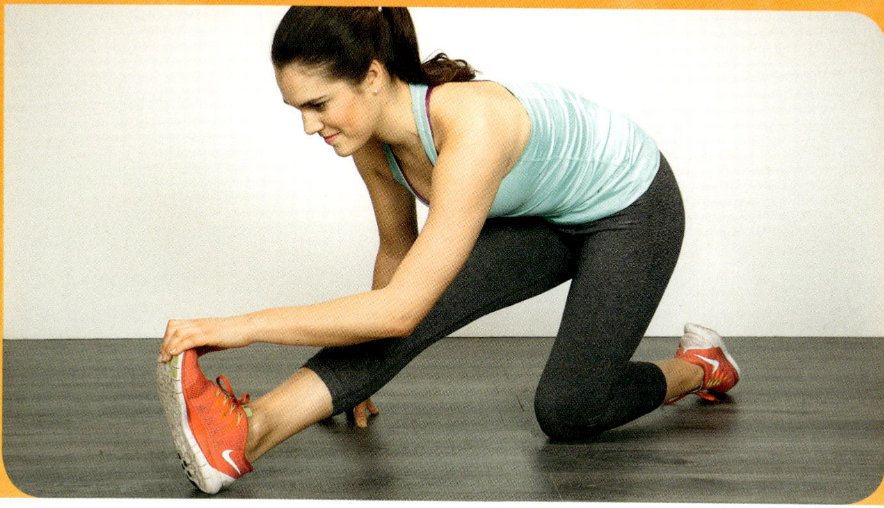

Folgende Möglichkeiten gibt es grundsätzlich zum Aufwärmen:

- Tanzen, Gehen, intensives Marschieren oder Joggen (alles am Platz). Das erwärmt den ganzen Körper.
- Seilspringen – mit oder ohne Seil. Das erwärmt die Beine und bringt Herz und Kreislauf in Schwung.
- Hampelmann: Springen Sie aus dem engen Stand in eine Grätsche und klatschen Sie dabei mit beiden Händen über dem Kopf. Das erwärmt Beine und Schultern und bringt Herz und Kreislauf in Schwung.
- Knieheben (Seite 14) und Anfersen (Seite 16) im Wechsel. Das stärkt Herz, Kreislauf, Beine, Po und Arme.
- Vierfüßlergang: Gehen Sie auf Händen und Fußspitzen durch den Raum, mal vorwärts, mal rückwärts, mal seitwärts. Dabei werden Arme, Rumpf und Beine erwärmt.
- Liegestützsprünge oder Start-ups (Seite 18). Sie sind gut für Arme, Beine, Rumpf, Herz und Kreislauf.

Ich stelle Ihnen auf den folgenden Seiten drei Basisübungen mit drei Varianten vor. Es sind komplexe Bewegungen, die Rumpf, Arme und Beine integrieren.

Grundsätzlich gilt: Aufwärmübungen sollen mühelos ausgeführt werden können. Sicherheit hat Vorrang.

Knieheben im Wechsel

- Aufrechter Stand. Arme längs am Körper.
- Aktivieren von Beckenboden, Rumpfmuskulatur und oberem Rumpf (Seite 20).
- Einatmung. Rechtes Bein angewinkelt anheben, Knie mindestens bis Hüfthöhe. Gleichzeitig beide Arme seitlich bis auf Schulterhöhe anheben. Die Ellbogen bleiben leicht gebeugt.
- Ausatmung. Bei aufgerichtetem Rumpf klatschen beide Hände unter dem rechten Oberschenkel (Foto).
- Einatmung. Beide Arme zurück auf seitliche Schulterhöhe und rechtes Bein absetzen.
- Ausatmung. Linkes Bein rechtwinklig anheben und unter dem linken Oberschenkel klatschen.

Darauf achten

- Der Rumpf bleibt immer aufgerichtet: Das Bein kommt zum Oberkörper und nicht umgekehrt!

Zählweise:

- Rechte und linke Seite zählen als eine Wiederholung.

VARIATIONEN

Knieheberlauf

Joggen am Platz oder im Raum mit abwechselndem Knieheben und Klatschen unter dem angehobenen Oberschenkel. Wichtig: Der Rumpf bleibt immer aufgerichtet. Das Bein kommt zum Oberkörper und nicht umgekehrt!

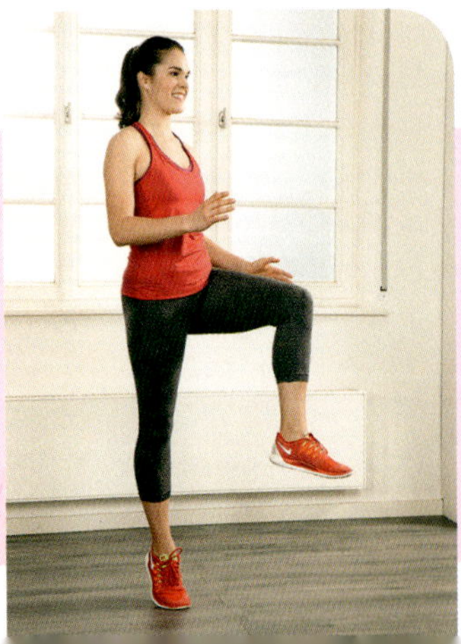

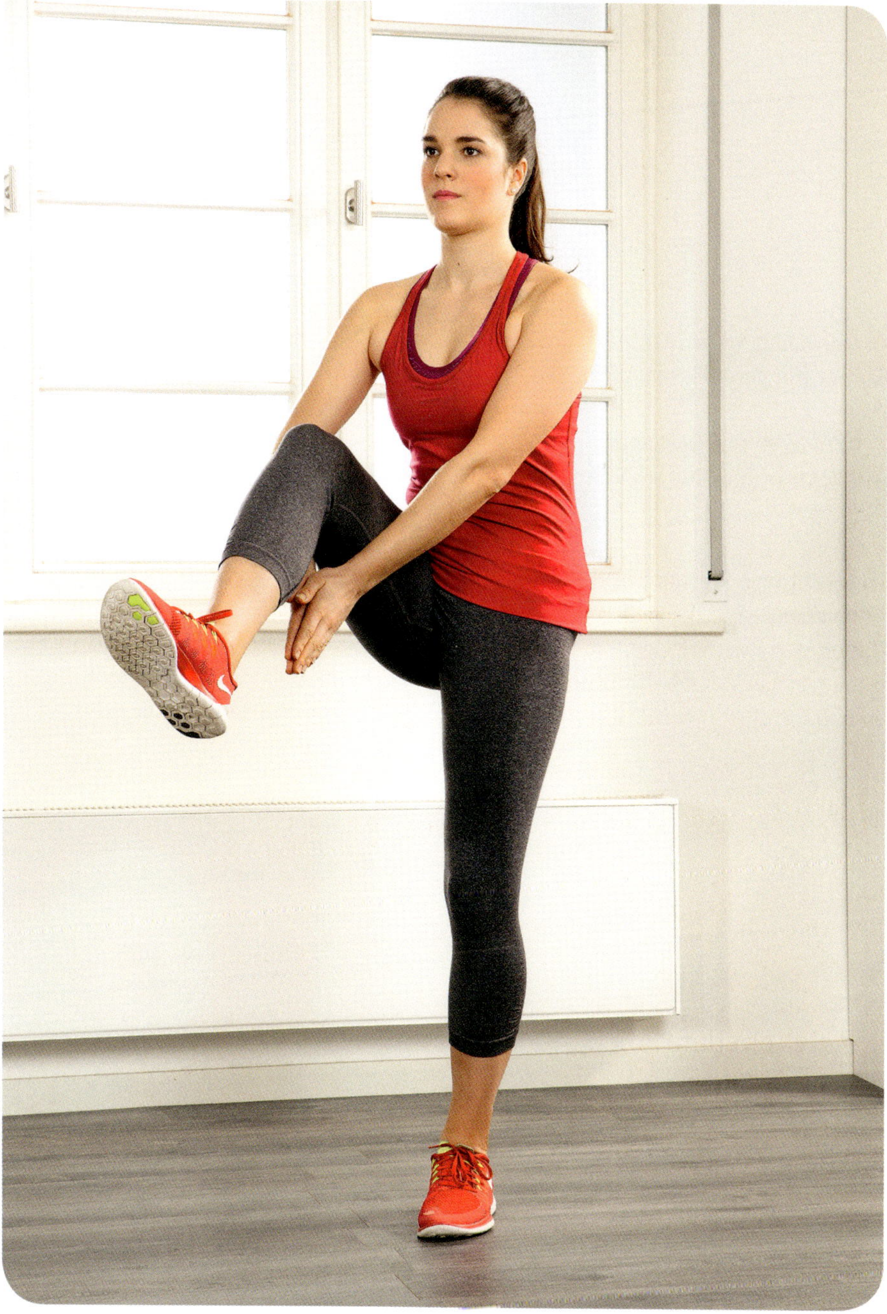

Anfersen im Wechsel

- Aufrechter Stand. Arme längs am Körper mit geschlossenen Fäusten.
- Aktivieren von Beckenboden, Rumpfmuskulatur und oberem Rumpf (Seite 20).
- Ausatmung. Rechte Ferse mit angezogener Fußspitze kraftvoll zum Po führen und gleichzeitig beide Fäuste mit angespannter Oberarmmuskulatur zu den Schultern (Foto).
- Einatmung. Zurück zur Ausgangsposition. Dann Seitenwechsel.

Darauf achten

- Der Rumpf bleibt aktiv aufgerichtet mit Fokus auf Oberarmvorderseite und Oberschenkelrückseite.

Zählweise:

- Rechte und linke Seite zählen als eine Wiederholung.

VARIATIONEN

Anfersenlauf

Gleiche Übung wie oben nur beim Joggen am Platz oder im Raum. Wichtig: Die Fersen sollen nahe ans Gesäß kommen.

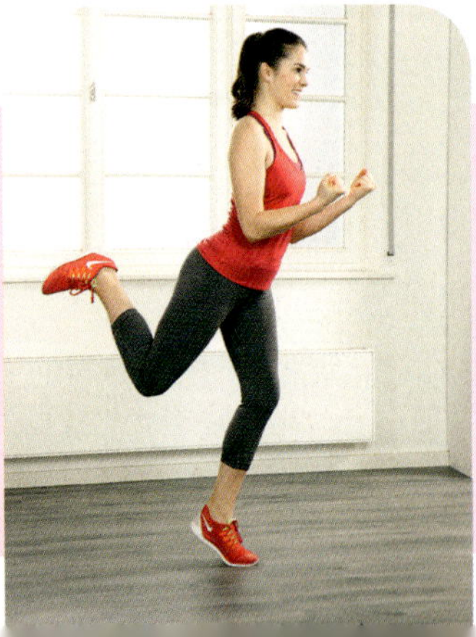

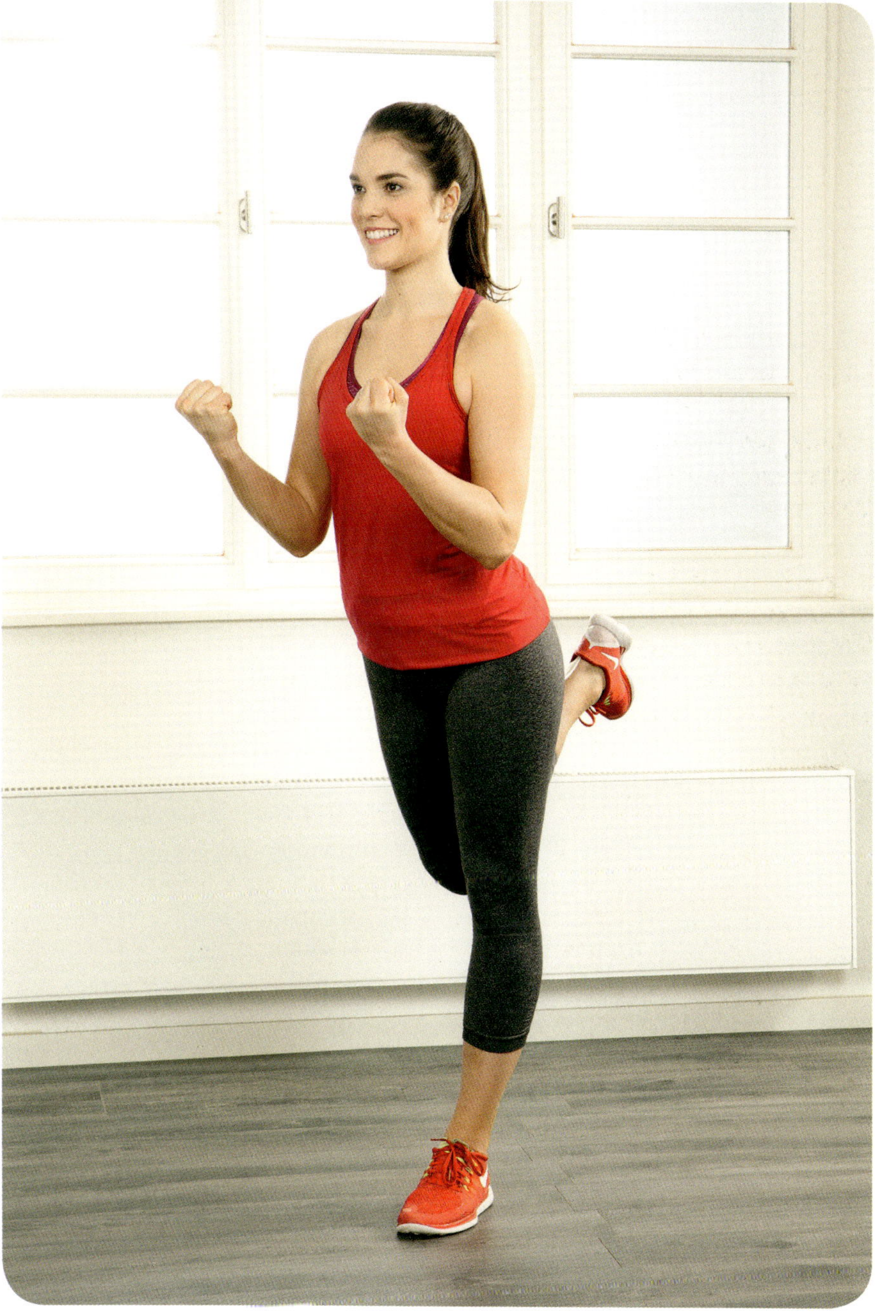

Rolly Polly

- Aufrechter Stand. Arme längs am Körper.

- Aktivieren von Beckenboden, Rumpfmuskulatur und oberem Rumpf (Seite 20).

- In die tiefe Hocke gehen. Fersen bleiben am Boden. Fingerspitzen oder Handflächen berühren den Boden. Der Po ist tiefer als das Herz (Foto 1).

- Aufrichten. Die Fingerspitzen berühren die Hüfte seitlich.

- Die Fingerspitzen seitlich auf die Schultern setzen.

- Arme zur Decke strecken.

Darauf achten

- Immer mit aktiver Rumpfmuskulatur aufrichten.
- Ist der Übungsablauf bekannt, darf alles immer dynamischer ausgeführt werden.

Start-up

- Aufrechter Stand. Arme längs am Körper.

- Aktivieren von Beckenboden, Rumpfmuskulatur und oberem Rumpf (Seite 20).

- Tiefe Hocke, Hände unter den Schultern am Boden aufgesetzt. Finger zeigen nach vorne.

- Rechtes und linkes Bein nach hinten stellen oder mit beiden Beinen gleichzeitig nach hinten in den Liegestützstand springen. Der Körper bildet eine gerade Linie (Foto 2). Kein Durchhängen im unteren Rücken!

- Wieder in Position 1 springen.

- Ganz aufrichten und beide Arme lang nach oben strecken (Foto 3).

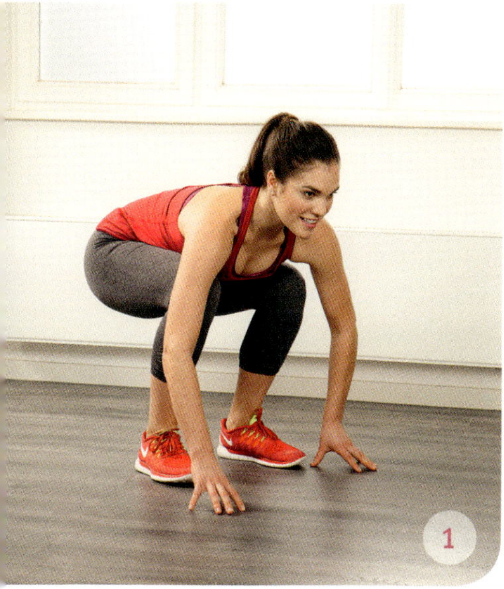
1

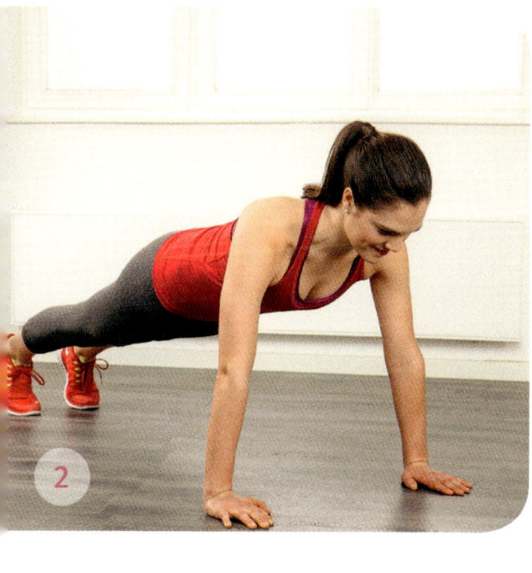
2

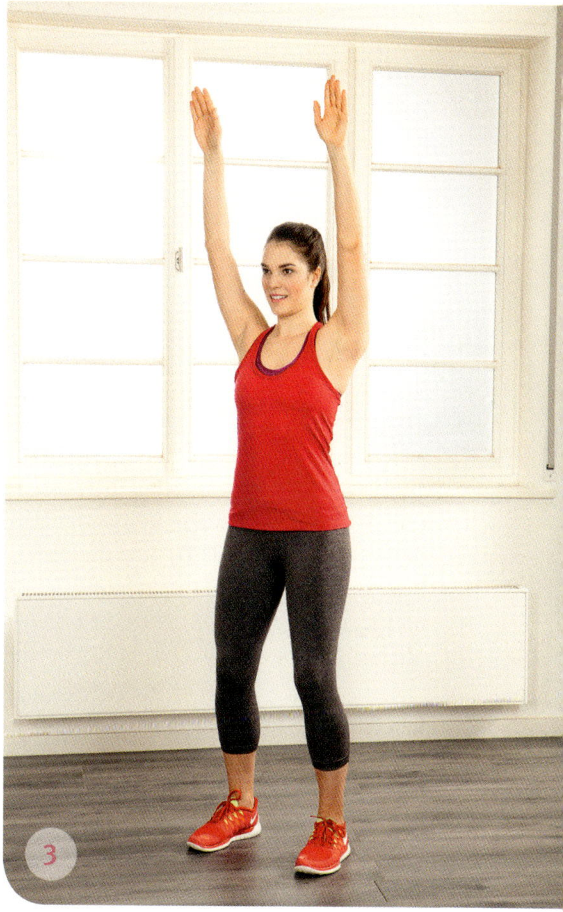
3

Aktive Rumpfmuskulatur

Bei allen Übungen der Challenge werden Sie bemerken, dass immer zuerst Beckenboden, Rumpfmuskulatur und oberer Rumpf aktiviert werden.

Die aktive Rumpfmuskulatur umfasst die Muskulatur von Becken, Bauch, Rücken, Brust und Schultern. Sie ist die Basis für alle Übungen.

Die aktive Rumpfmuskulatur stabilisiert die Wirbelsäule, das Becken und den Brustkorb. Sie überträgt die Kraft und die Bewegung in die Beine und in die Arme. Sie hält alle Organe an ihrem Platz und unterstützt die Atmung. Sie bildet den Ausgangspunkt und ist die Mitte aller Bewegungsketten.

Eine gut trainierte Rumpfmuskulatur verbessert die Körperhaltung, beugt Dysbalancen vor und verbessert Gleichgewicht und Koordination. Haltungen und Bewegungen sind zentrierter und werden kontrollierter ausgeführt. Der Bewegungsfluss ist harmonischer – der ganze Körper bildet eine Einheit. Es entsteht eine stabile, aufgerichtete Haltung – die Basis für Stabilität und Mobilität.

Zum besseren Verständnis unterteile ich die aktive Rumpfmuskulatur in die »aktive Rumpfmitte« und in die »aktive obere Rumpfmuskulatur«.

Aktive Rumpfmitte

Die aktive Rumpfmitte umfasst den aktiven Beckenboden und die aktive Bauchmitte.

Aktiver Beckenboden bedeutet, die Muskulatur zwischen den Sitzknochen (das sind die Knochen, auf denen wir sitzen) anzuspannen. Hier hilft folgendes Bild: Halten Sie einen Schwamm mit den Sitzknochen fest. Besonders der mittlere Beckenboden wird damit aktiviert. Die Aktivität der Gesäßmuskulatur allein steht hier aber nicht im Vordergrund. Um den inneren Beckenboden miteinzubeziehen, lassen Sie das Schambein Richtung Bauchnabel wandern.

Aktive Bauchmitte bedeutet die Anspannung der geraden, schrägen und queren Bauchmuskeln. Auch hier hilft ein Bild: Schließen Sie einen imaginären Gürtel. Den Bauchnabel Richtung Lendenwirbelsäule ziehen, ohne die Lendenwirbelsäule nach hinten zu runden. Der imaginäre Gürtel hat 10 Löcher. Eine gute Grundspannung bedeutet, ihn ins 3.–5. Loch zu bringen.

Eine aktive Rumpfmitte gewährleistet während der Übungen Stabilität, kontrollierte Bewegungsabläufe und sichert die Wirbelsäule.

Aktive obere Rumpfmuskulatur

Das Brustbein bleibt angehoben, die Schulterblätter ziehen sanft zur Brustwirbelsäule und nach unten Richtung Po.

Der Brustkorb »schwebt« über dem Becken. Dies fordert eine aktivere Rumpfmitte. Der Nacken bleibt lang, die Schultern ziehen nach außen. Es entsteht ein gut aufgerichteter, aktiver Rumpf.

Aktive Handmuskulatur

Die aktive Handmuskulatur ist wichtig bei allen Übungen, bei denen die Hände am Boden sind. Die ersten Fingerglieder ziehen zu den Handwurzeln. Es entstehen ein kleiner Raum unter den restlichen Fingern und eine kleine Höhle unter den Handflächen.

Aufwärmplan

	Level 1	**Level 2**	**Level 3**
Knieheben i. W. (Seite 14)/ Knieheberlauf (Seite 14)	20	40	2 Minuten
Anfersen i. W. (Seite 16)/Anfersenlauf (Seite 16)	20	50	2 Minuten
Rolly Polly (Seite 18)/Start-up (Seite 18)	15/5	25/10	2 Minuten

Je nach Leistungsstand können diese Übungen mit weniger oder mehr Wiederholungen/Zeiten und in schnellerem Tempo geübt werden. Ich empfehle, Start-up nicht als erste Übung zu machen. Vor allem die eingebauten Sprünge erfordern vorbereitende Übungen. Alle Übungen eignen sich auch zum Cool-down nach dem Training.

Übungen für den Bauch

Welche Frau träumt nicht von einem flachen Bauch und einer schmalen Taille? Da hilft nur eins: Bauchmuskeltraining! Das ist zwar anstrengend, aber das Ergebnis wird Sie überzeugen.

Wer sein Ziel – einen flachen Bauch – erreicht hat, wird bewundert und beneidet. Selten sieht man das harte Training, das dahintersteht, die Disziplin, das Durchhaltevermögen, die ständige Motivation.

Viel wichtiger als die Optik der Bauchmuskulatur ist aber die elementare Bedeutung dieses Muskelkorsetts für den Rumpf, das Becken, die Aufrichtung, die Haltung und den Schutz der inneren Organe. Eine starke Rumpfmitte – also Bauchmuskeln und Muskeln des unteren Rückens – entlasten den Rücken und übertragen Kräfte durch das Becken in die Beine oder in den Oberkörper. Es entsteht eine Basis für mehr Stabilität und Beweglichkeit.

Diese Rumpfmitte ist der Motor für alle Bewegungen, ist das »Powerhouse« im Pilates-Training oder das »Core« im Core-Training. Ich vergleiche diese Rumpfmitte gern mit dem Motor in einem Auto. Bevor wir den Gang einlegen (uns bewegen), starten wir den Motor (aktivieren unsere Rumpfmuskulatur). Dann ist der ganze Körper startklar: Der Rücken ist stabilisiert, wir können unsere Aufmerksamkeit den nachfolgende Bewegungen widmen. Wir sind ganz bei uns, bei unserem Training. Deshalb lehne ich auch »das gemütliche

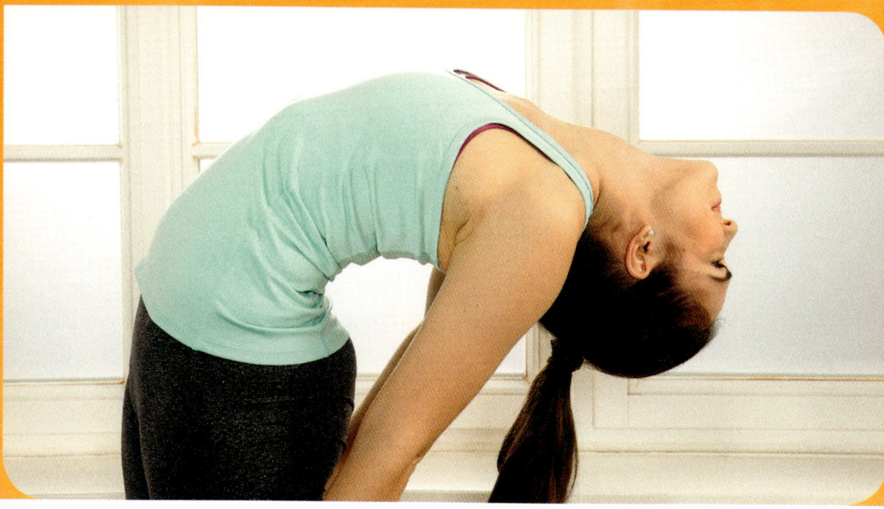

Training abends vor dem Fernseher« ab, denn alles hat seine Zeit: erst das Training, dann das Sofa.

Vor allem im Bauchtraining geht nichts ohne aktive Beckenbodenmuskulatur und aktive Rumpfmuskulatur (Seite 20). So erstrebenswert ein flacher Bauch oder ein Sixpack auch sein mögen, lassen Sie niemals den unteren Rücken außen vor. Ziel muss immer ein Gleichgewicht zwischen Bauch und unterem Rücken sein.

Regelmäßiges Training ist die eine Säule, um die Bauchmitte zu verbessern. Die andere Säule betrifft die Ernährung. Klar, gesund und ausgewogen muss sie sein. Aber Sie sollten auch die Mengen im Blick haben. Wollen Sie Fett abbauen, müssen Sie mehr Energie verbrauchen, als Sie zu sich nehmen. Eigentlich logisch, oder? Achten Sie mal drauf.

Diese folgende Challenge hilft Ihnen, ins Training einzusteigen oder weiterzumachen, wenn der »innere Schweinehund« Sie lieber aufs Sofa ziehen will – vielleicht sogar mit einer Tüte Chips in der Hand. Überwinden Sie sich und fangen Sie an. Sie werden sehen, es macht Spaß und bringt – wenn Sie dabeibleiben – sichtbare Ergebnisse.

Stufen-Crunch

- Rückenlage, die Beine hängen rechtwinklig frei, die Füße sind angezogen, Knie über den Hüftgelenken, Fingerspitzen seitlich am Kopf, Ellbogen zeigen nach außen.

- Aktivieren von Beckenboden, Rumpfmuskulatur und oberem Rumpf (Seite 20).

- Ausatmung. Den oberen Rücken vom Boden abheben, Spannung kurz halten (Foto).

- Einatmung. Zurück, ohne ganz abzulegen.

Darauf achten

- Immer mit aktiver Rumpfspannung arbeiten.
- Beine bleiben stabil und ruhig.
- Nicht am Kopf ziehen.
- Nicht mit Schwung arbeiten.

VARIATIONEN

Kerzen-Crunch

Rückenlage, Beine nach oben strecken, auf Fersen-Knie-Hüft-Achse achten. Fersen schieben nach oben, Becken bleibt am Boden, Fingerspitzen seitlich am Kopf, Ellbogen zeigen nach außen. Atmung wie oben.

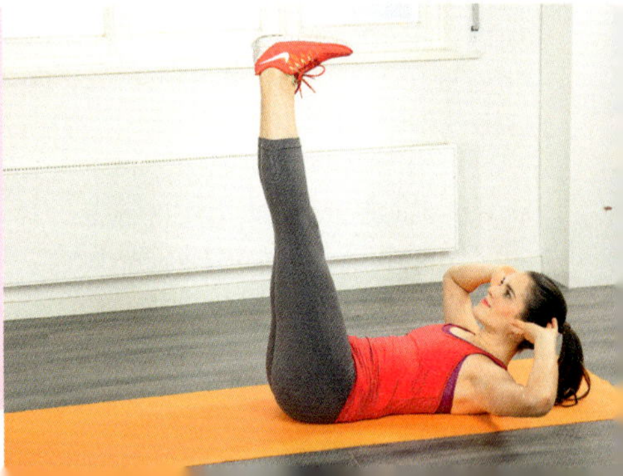

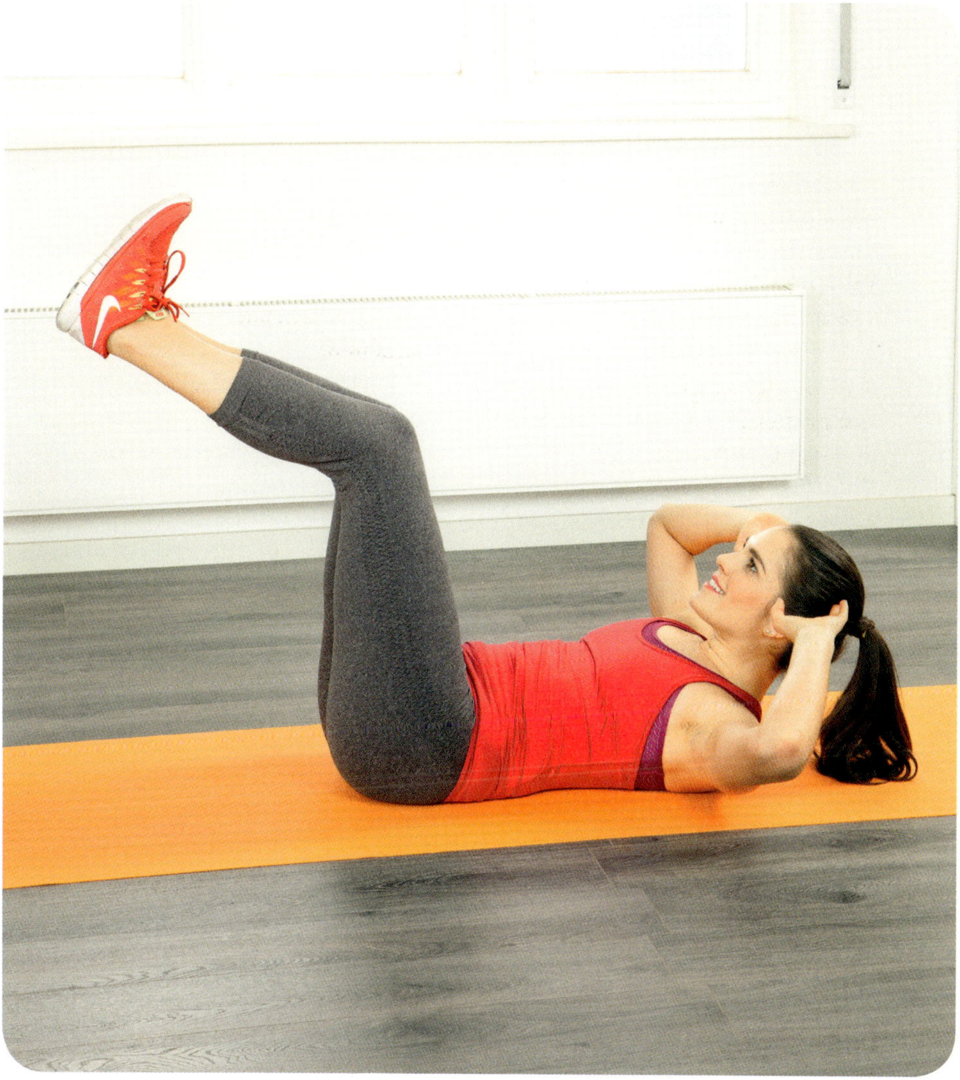

Pharaonen-Crunch

- Rückenlage, Arme vor der Brust kreuzen, Oberarme ohne Kontakt zum Brustkorb.
- Beine hüftbreit rechtwinklig am Boden, Fersen aufgestellt.
- Aktivieren von Beckenboden, Rumpfmuskulatur und oberem Rumpf (Seite 20).
- Ausatmung. Oberen Rücken vom Boden abheben, Arme und den rechten Unterschenkel nach vorne vorstrecken. Spannung kurz halten (Foto 1).
- Einatmung. Zurück, ohne den oberen Rücken ganz abzulegen. Hände wieder zu den Schultern, rechte Ferse absetzen und die nächste Wiederholung mit dem linken Unterschenkel machen.

Darauf achten

- Maximale Konzentration auf die Rumpfmitte.
- Ohne Schwung arbeiten.

Zählweise: Einsteiger zählen rechte und linke Wiederholung als »2«. Fortgeschrittene zählen rechts und links als »1«.

U-Crunch

- Rückenlage, Arme freihängend längs neben dem Körper, Hände angezogen. Beine freihängend rechtwinklig, Fußspitzen angezogen.
- Aktivieren von Beckenboden, Rumpfmuskulatur und oberem Rumpf (Seite 20).
- Ausatmung. Oberen Rücken anheben. Arme über vorne nach oben strecken, Hände sind angezogen. Gleichzeitig beide Unterschenkel in Verlängerung der Oberschenkel nach oben strecken, Füße sind angezogen. Spannung kurz halten. Der Körper bildet ein »U« (Foto 2).
- Einatmung. Zurück, ohne abzulegen.

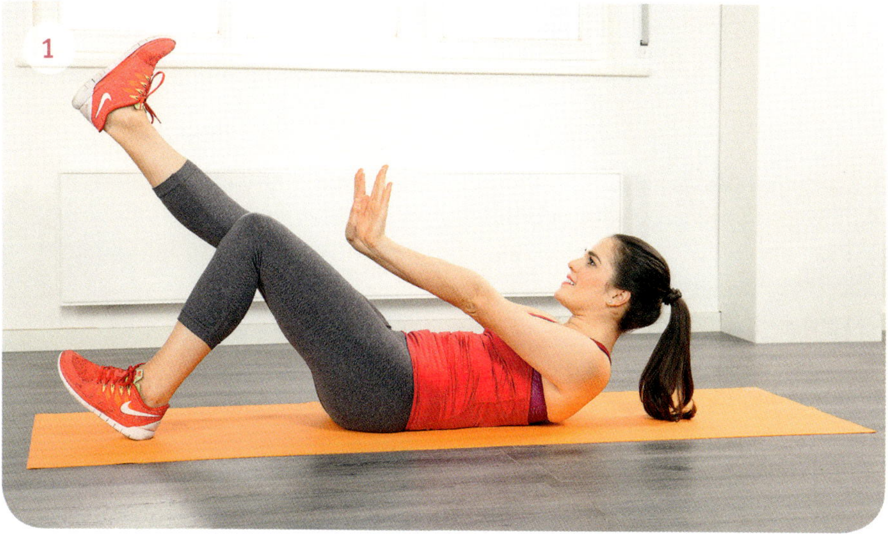
1

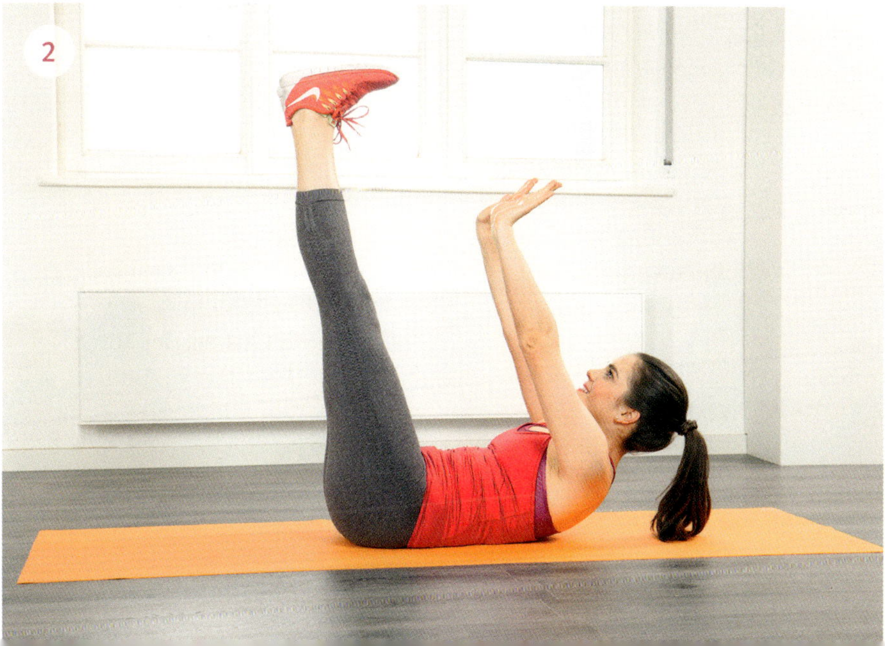
2

Criss-Cross-Crunch

- Rückenlage, Beine hüftbreit rechtwinklig am Boden aufgestellt, Fersen drücken in den Boden, Fußspitzen angezogen, Fingerspitzen seitlich am Kopf, Ellbogen zeigen nach außen.

- Aktivieren von Beckenboden, Rumpfmuskulatur und oberem Rumpf (Seite 20).

- Ausatmung. Oberen Rücken anheben und nach rechts drehen. Gleichzeitig rechtes, angespanntes Bein abheben, bis das rechte Knie über der rechten Hüfte ist. Beide Ellbogen bleiben außen. Spannung kurz halten (Foto 1).

- Einatmung. Zurück zum Boden, ohne die Grundspannung aufzulösen. Nächste Wiederholung mit links.

Darauf achten

- Nicht am Kopf ziehen.
- Fokus auf die Rumpfmitte.

Zählweise: Einsteiger zählen rechte und linke Wiederholung als »2«. Fortgeschrittene zählen rechts und links als »1«.

Rotations-Crunch

- Rückenlage. Beine freihängend rechtwinklig. Knie über Hüftgelenken, Füße angezogen.

- Aktivieren von Beckenboden, Rumpfmuskulatur und oberem Rumpf (Seite 20).

- Ausatmung. Oberen Rücken anheben und nach rechts drehen. Beide Ellbogen bleiben außen. Spannung kurz halten (Foto 2).

- Einatmung. Zurück zum Boden, ohne die Grundspannung aufzulösen. Nächste Wiederholung mit links.

Darauf achten

- Mit hoher Rumpfstabilität arbeiten.
- Beinmuskulatur bleibt angespannt, Beine stabil und ruhig.

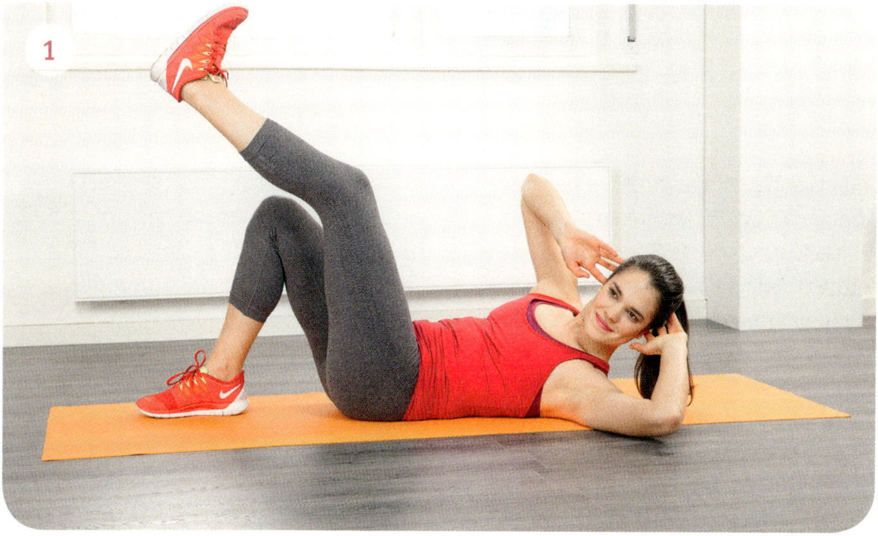
1

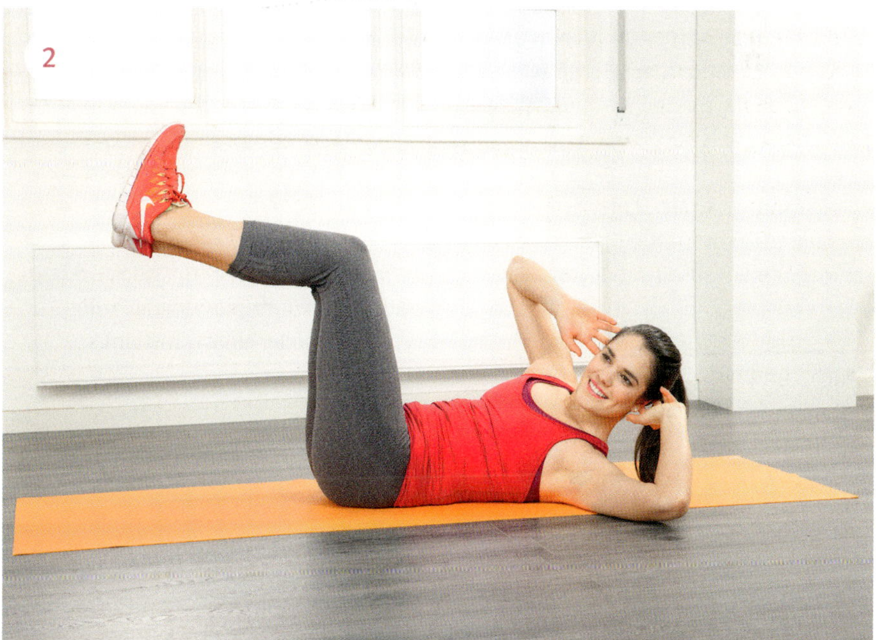
2

Power side knee

- Linker Unterarmstütz (linker Ellbogen genau unter der linken Schulter, linker Unterarm am Boden, linke Handkante drückt in den Boden), Beine lang gestreckt am Boden, Fußspitzen angezogen.

- Aktivieren von Beckenboden, Rumpfmuskulatur und oberem Rumpf (Seite 20).

- Rumpf und Becken vom Boden abheben. Der ganze Körper bildet eine Linie. Rechtes Bein mit aktiver Beinmuskulatur abheben, rechten Arm lang gestreckt über den Kopf nehmen.

- Ausatmung. Kraftvoll rechten Ellbogen und rechtes Knie über rechter Rumpfseite zusammenführen. Die Rumpfmitte bleibt hochaktiv angehoben. Spannung kurz halten (Bild 1).

- Einatmung. Rechten Arm und rechtes Bein wieder lang strecken. Satz beenden, dann Seitenwechsel.

Darauf achten

- Becken nicht absenken. Körper bleibt in einer Linie.
- Fokus auf maximale Arbeit der Rumpfmitte.
- Keine Gewichtsverlagerung in Richtung Schultern, das obere Bein bleibt abgehoben und in aktiver Muskelspannung.
- Eine rutschfeste Unterlage verwenden, am besten mit Schuhen üben.

Handstütz-Crunch

Gleiche Übung im Handstütz: Dabei ist die linke Hand achsentreu unter Ellbogen und Schultergelenk. Die Finger zeigen in Körperverlängerung (Bild 2).

Darauf achten

- Hochaktive Rumpfmitte (Seite 20).
- Absolute Rumpfstabilität.
- Achsentreue aller Gelenke.

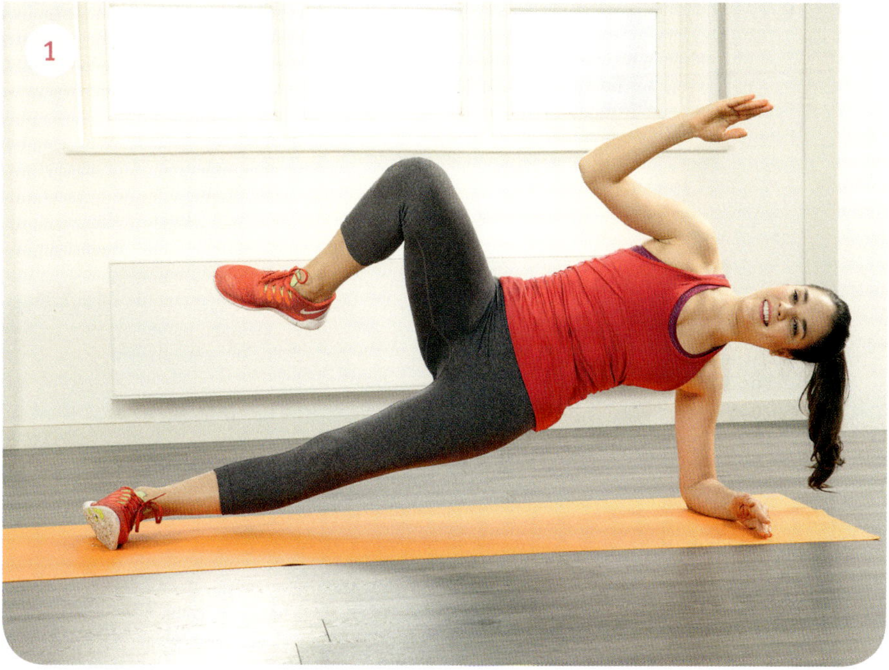
1

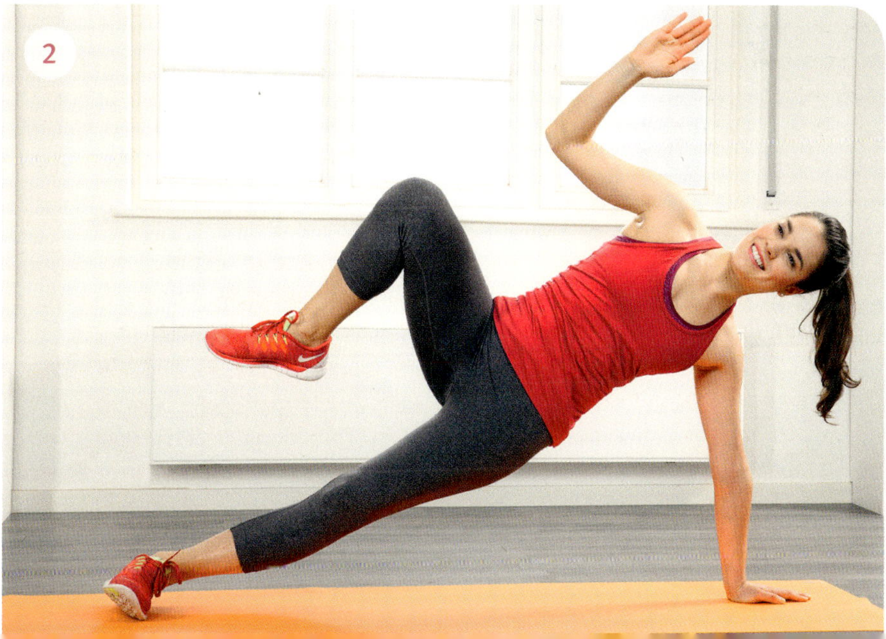
2

Übungen für die Beine

Schöne, schlanke Beine sind immer ein Hingucker. Und eine straffe Beinmuskulatur bringt sie noch besser zur Geltung – nicht nur in Shorts oder im Minirock.

Leider fordert der heutige Alltag die Beine nicht besonders. Wir sitzen im Auto, bei der Arbeit, am Feierabend. Die Spannung in der Muskulatur lässt nach, das Gewebe wird schwach, Fettansammlungen an den Oberschenkeln bilden sich.

Neben diesen äußerlichen Veränderungen kommen noch gesundheitliche Probleme dazu. Eine schwache Beinmuskulatur hat negative Auswirkungen auf die Kniegelenke, die Fußgelenke und auf die Hüftgelenke.

Mit der Beinmuskulatur gehen, laufen, rennen, tanzen und springen wir durch unser Leben. Sie macht rund 30 Prozent der Gesamtmuskulatur aus. Eine gestärkte Beinmuskulatur unterstützt die alltäglichen Bewegungsabläufe, erhöht die Kondition, ermöglicht eine gute Aufrichtung und Haltung. Sie entlastet den Bandapparat in den Beingelenken und erhöht den Energiebedarf des Körpers.

Regelmäßiges Beintraining gibt den Beinen eine feste Form und sorgt für ein straffes, glattes Bindegewebe. Muskeln sind körpereigene Öfen für die Fettverbrennung. Je aktiver die Muskulatur, desto höher ist der Energiebedarf und damit auch die Fettverbrennung.

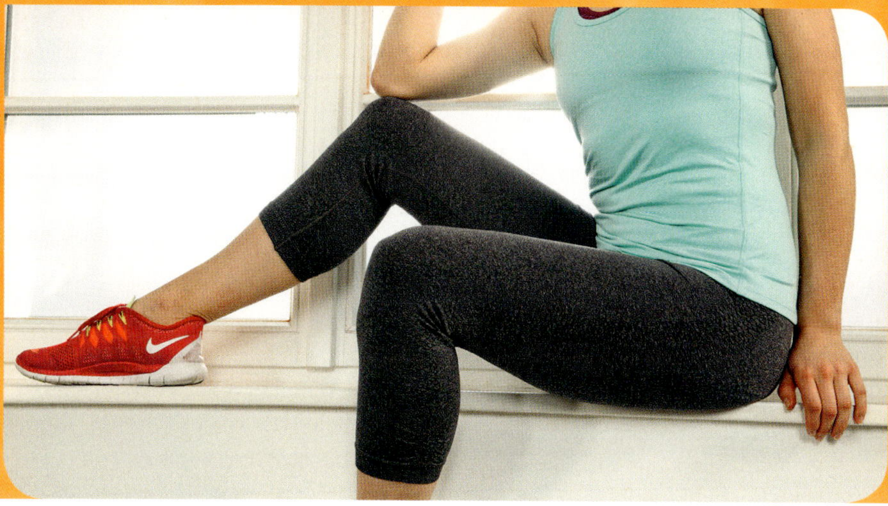

Nicht zu vergessen, dass die Fettverbrennung auch in den Ruhephasen weitergeht. Super!

Drei wichtige Gründe für ein gutes, regelmäßiges Beintraining sind:
1. Starke Beine halten Sie in Bewegung und damit fit und gesund.
2. Gut geformte Beine machen eine gute Figur.
3. Starke Beinmuskeln schonen alle Beingelenke.

Ein gezieltes und regelmäßiges Beintraining umfasst die Vorder- und Rückseiten, die Beinaußen- und die Beininnenseiten, die Waden- und die Schienbeinmuskeln. Kniebeugen, Ausfallschritte und Pistoles gehören zu den effektivsten Bein- und Poübungen. In jeder Phase des Bewegungsablaufs bleibt der Körper aufgerichtet, in einer »stolzen« Haltung.

Achten Sie bitte auf die genaue Ausführung der Übungen. Vor allem die Knie stehen unter Beobachtung: Die Kniegelenke werden nicht ganz durchgestreckt und niemals über die Fußspitzen geschoben.

Und jetzt: Auf die Beine und los!

Ausfallschritt nach vorne

- Hüftbreiter Stand, aufgerichteter Rumpf, Arme im rechten Winkel vor den Schultern, Hände zu Fäusten geballt.

- Aktivieren von Beckenboden, Rumpfmuskulatur und oberem Rumpf (Seite 20).

- Einatmung. Großer, rechter Ausfallschritt nach vorne. Oberschenkel absenken, bis sie parallel zum Boden sind. Rechtes Knie genau über rechtem Fußgelenk, rechter Fuß am Boden. Linkes Knie Richtung Boden beugen. Linke Ferse löst sich. Gleichzeitig beide Arme kraftvoll nach außen öffnen. Die Oberarme bleiben parallel zum Boden und die Fäuste geschlossen. Spannung kurz halten (Foto 1).

- Ausatmung. Zum Ausgangspunkt zurückkehren. Dann Seitenwechsel.

Bulgarischer Ausfallschritt

- Rechter Fußrücken steht auf einer 30–50 cm hohen Ablage (Stuhl, Kiste). Linkes Bein weit vorne abstellen. Rumpf bleibt mittig. Arme schulterbreit nach vorne strecken, Handflächen zeigen zueinander.

- Einatmung. Linkes Bein beugen, bis der Oberschenkel parallel zum Boden ist und linkes Knie über linkem Fußgelenk. Rechtes Knie beugt sich zum Boden. Gleichzeitig Arme kraftvoll nach oben führen. Spannung kurz halten (Foto 2).

- Ausatmung. Kraftvoll nach oben drücken. Nach Satzende Beinseite wechseln.

Darauf achten

- Achsentreue beachten.
- Der Rumpf bleibt mittig.

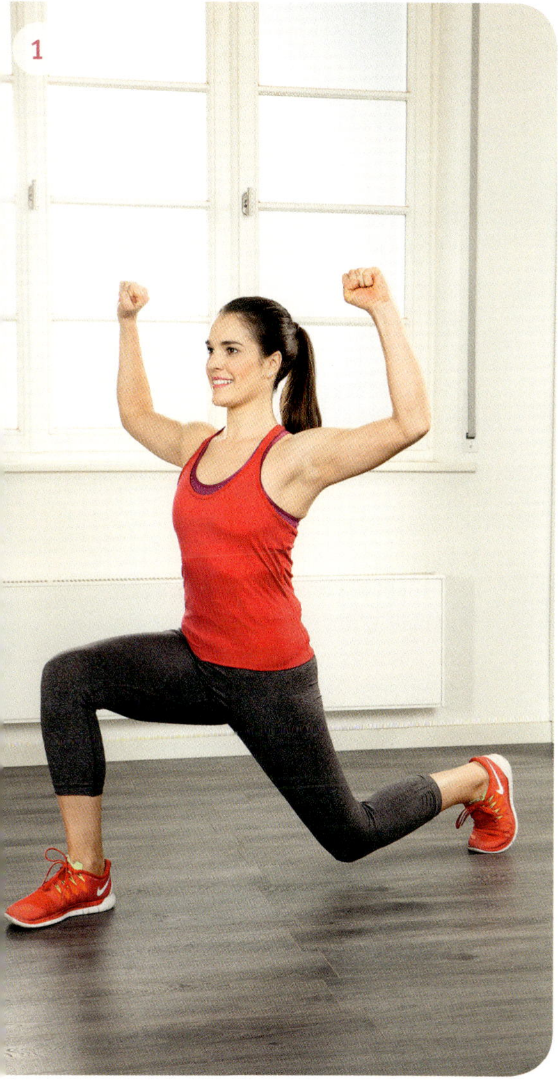
1

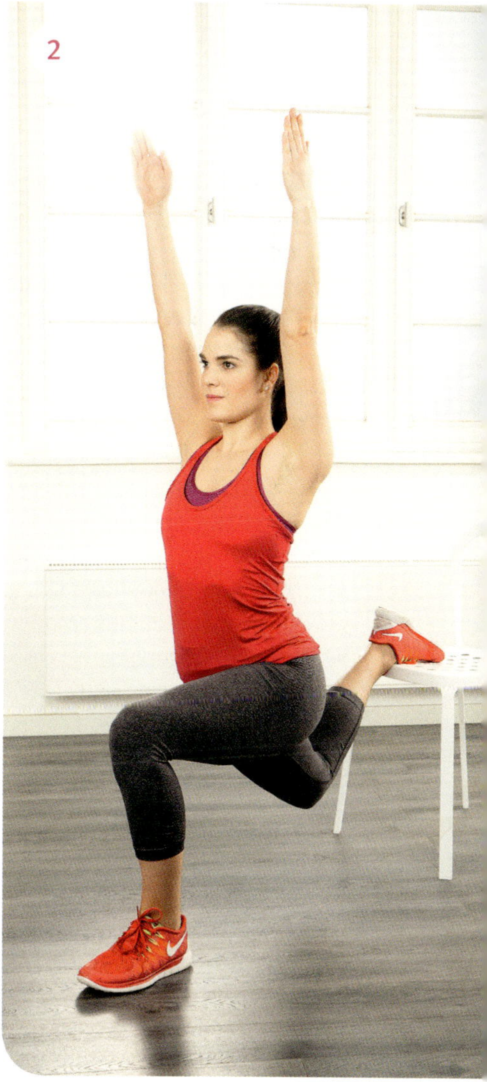
2

Pistole im Wechsel

- Hüftbreiter aufrechter Stand. Rechtes Bein vorgestreckt mit der Ferse am Boden. Fußspitze angezogen. Arme auf Schulterhöhe nach vorne gestreckt, Hände ineinanderverhakt, Handflächen zeigen nach vorne.

- Aktivieren von Beckenboden, Rumpfmuskulatur und oberem Rumpf (Seite 20). Das Brustbein anheben, die Schulterblätter sind eng beieinander.

- Einatmung. Linkes Bein beugen. Der Po schiebt sich nach hinten unten. Den aufgerichteten Rumpf nach vorne beugen. Gleichzeitig das gestreckte rechte Bein anheben. Spannung kurz halten (Foto 1).

- Ausatmung. Mit Fokus auf dem linken Oberschenkel aufrichten.

Darauf achten

- Linkes Knie nicht über die Fußspitze schieben.
- Die Rumpfmuskulatur bleibt hochaktiv.

Pistole seitlich

- Hüftbreiter aufrechter Stand. Arme auf Schulterhöhe seitlich gestreckt, Hände angezogen. Rechtes Bein leicht abgespreizt, Fußspitze angezogen.

- Aktivieren von Beckenboden, Rumpfmuskulatur und oberem Rumpf (Seite 20). Das Brustbein anheben, die Schulterblätter sind eng beieinander.

- Einatmung. Linkes Knie beugen, der Po schiebt nach hinten unten. Rechtes angespanntes Bein kraftvoll seitlich nach oben schieben. Spannung kurz halten (Foto 2).

- Ausatmung. Zurück zur Mitte und ohne abzusetzen zur nächsten Wiederholung. Satz beenden, dann Seitenwechsel.

Darauf achten

- Gleichgewicht ist gefordert.
- Hochaktive Rumpfmuskulatur während der ganzen Übung.

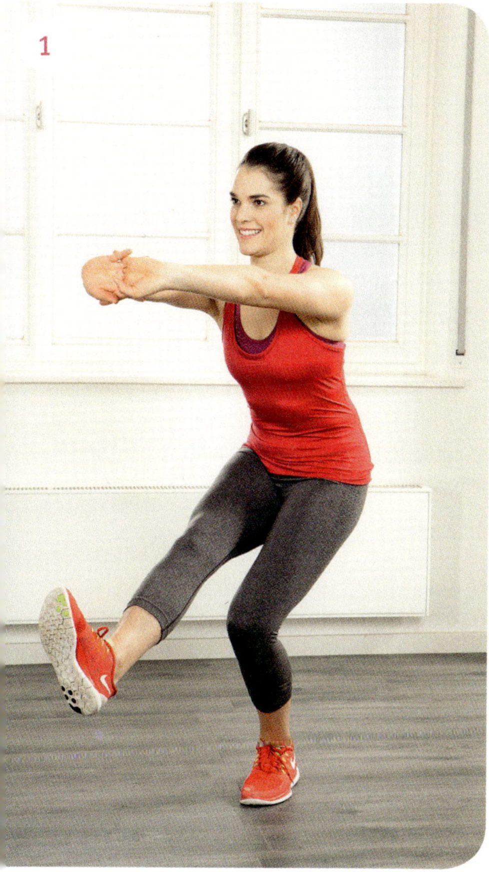
1

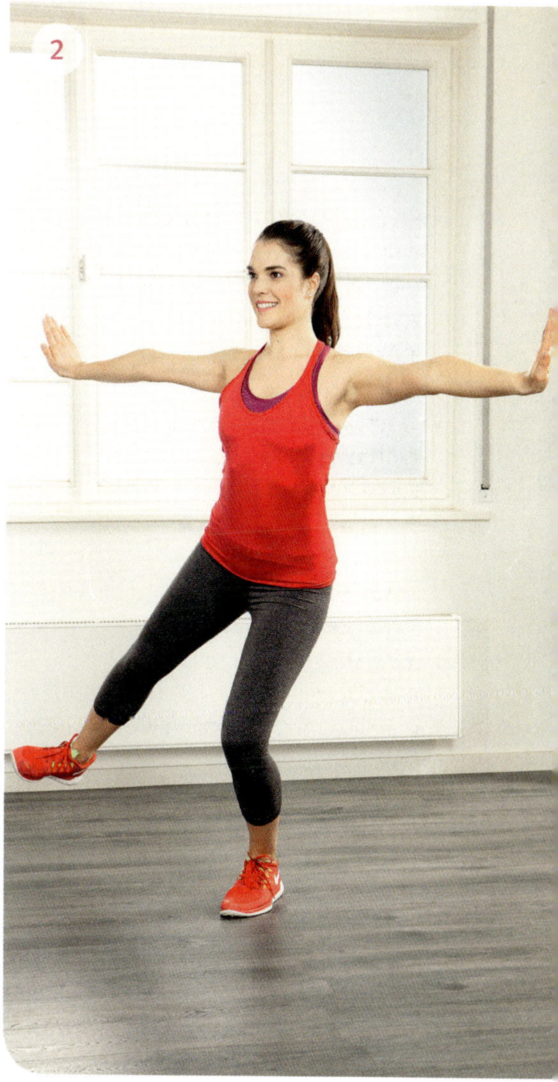
2

Beinbizeps

- Rückenlage. Rechter Fuß hüftbreit aufgestellt, rechtes Knie über Fußgelenk. Linkes Bein freihängend rechtwinklig, Fußspitze angezogen.

- Arme in Leuchterhaltung aktiv in den Boden drücken.

- Aktivieren von Beckenboden, Rumpfmuskulatur und oberem Rumpf (Seite 20).

- Ausatmung. Mit Druck über das rechte Bein das Becken anheben. Spannung kurz halten (Foto 1).

- Einatmung. Absenken ohne Bodenkontakt. Satz beenden, dann Seitenwechsel.

Darauf achten

- Die Schulterlinie bleibt stabil, der Nacken ist lang.
- Die Muskulatur des freien Beins bleibt immer angespannt.
- Bei Knieproblemen den Standfuß etwas weiter vorstellen.

Beinbizeps mit gestrecktem Bein

- Rückenlage. Schultern am Boden, Arme nach oben gestreckt. Rechtes Bein rechtwinklig vorgestellt, Ferse in den Boden drücken, Fußspitze anziehen. Linkes Bein mit angezogener Fußspitze nach oben strecken.

- Aktivieren von Beckenboden, Rumpfmuskulatur und oberem Rumpf (Seite 20).

- Ausatmung. Mit maximaler Bein- und Po-Spannung Becken nach oben führen, bis Oberschenkel und Rumpf eine Linie bilden. Spannung kurz halten (Foto 2).

- Einatmung. Absenken, ohne abzulegen. Nach Satzende die Seite wechseln.

Darauf achten

- Aktive Schulter-Arm-Linie.
- Das freie Bein bleibt gestreckt und angespannt.

1

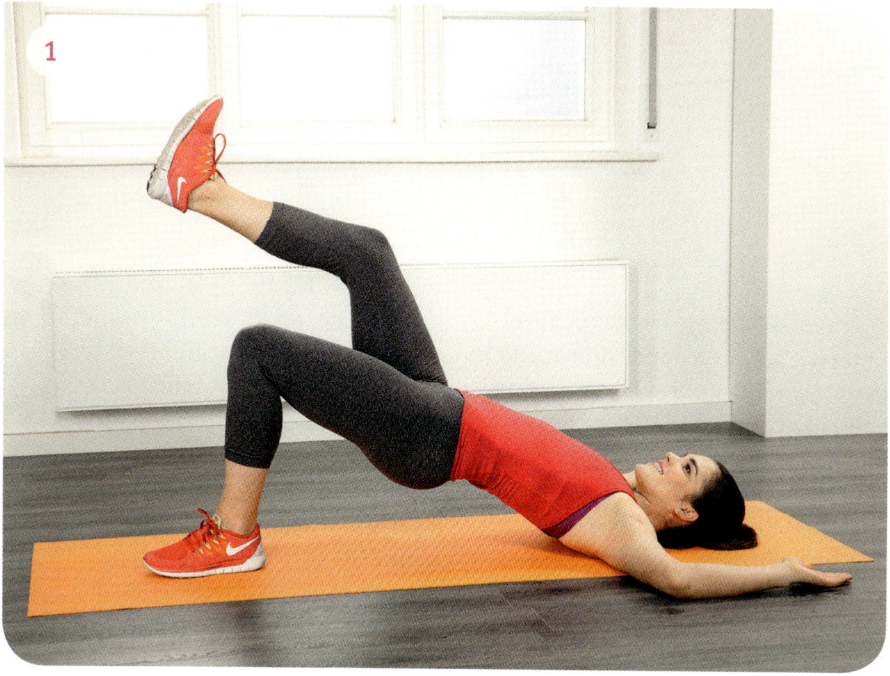

2

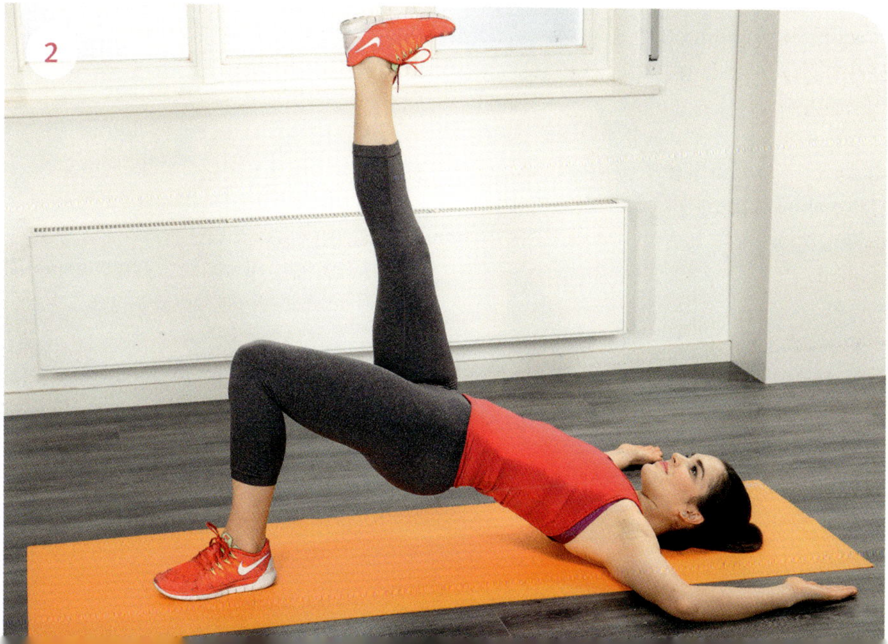

Adduktion mit Gegendruck

- Seitenlage rechts. Rechter Ellbogen unter der Schulter, Handkante drückt in den Boden. Linkes Bein lang gestreckt, Fußinnenkante am Boden. Linkes Bein und Rumpf bilden eine Linie.

- Rechtes Bein rechtwinklig vor dem Körper, rechte Fußspitze angezogen. Linke Hand auf der Innenseite des rechten Oberschenkels.

- Aktivieren von Beckenboden, Rumpfmuskulatur und oberem Rumpf (Seite 20).

- Ausatmung. Rechtes Bein nach oben drücken. Gleichzeitig drückt die linke Hand den rechten Oberschenkel nach unten. Spannung halten auf »1, 2, 3« (Foto 1).

- Einatmung. Das Bein absenken, ohne abzulegen.

Darauf achten

- Fokus auf der Oberschenkelinnenseite.

Adduktion im Seitstütz

- Seitenlage rechts. Rechter Arm in Rumpfverlängerung, Handfläche am Boden. Linkes Bein lang gestreckt und freihängend, Fuß angezogen. Linke Hand vor dem Brustkorb am Boden. Rechtes Bein freihängend rechtwinklig vor dem Körper, Fußspitze angezogen. Kopf mit langem Nacken frei oder abgelegt. Beide Beine ohne Bodenkontakt.

- Aktivieren von Beckenboden, Rumpfmuskulatur und oberem Rumpf (Seite 20).

- Ausatmung. Das rechte Bein kraftvoll nach oben schieben. Spannung kurz halten (Foto 2).

- Einatmung. Absenken, ohne abzulegen. Nach Satzende die Seite wechseln.

Darauf achten

- Maximale Grundspannung in der gesamten Rumpfmuskulatur.
- Hohe Konzentration auf das arbeitende Bein.

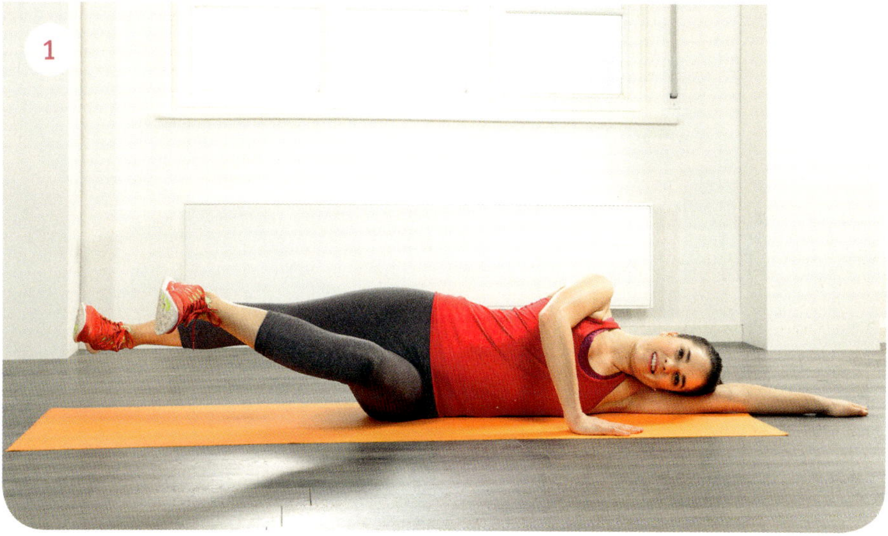
1

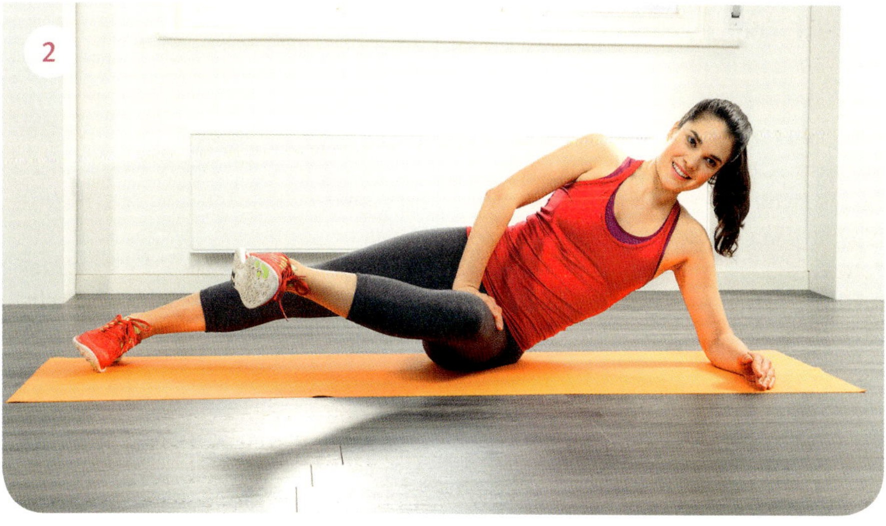
2

Übungen für den Po

Einen knackigen Po – wer hätte den nicht gern? Er sieht gut aus, ist ein echter Blickfang und hebt das Selbstbewusstsein. Deshalb: raus aus dem Sessel und ran an die Challenge!

Frauen beäugen sehr kritisch ihren Po. Ist er zu flach, zu weich oder zu groß? Auf der Trainingswunschliste der meisten Frauen steht deshalb der Po ganz oben. Wenn Sitzen den Pomuskel kräftigen würde, dann wäre dieses Trainingsziel schnell erreicht. Aber leider ist das nicht der Fall. Deshalb hilft nur eins: so oft wie möglich aufstehen und gehen, Treppen steigen oder Arbeiten im Stehen erledigen. Das alles reicht aber allein nicht aus.

Bei einem zu flachen Po ist die Bein- und Po-Challenge ideal geeignet, ihn zu formen. Absolut unerlässlich ist dabei, eine intensive Grundspannung während der ganzen Übung aufrechtzuerhalten. Der große Pomuskel muss schon in Vorspannung gebracht werden, bevor die Übung beginnt. Ein zu weicher Po wird mit einer guten Kombination von Challenge-Übungen und Ausdauer trainiert. Gegen einen zu großen Po hilft neben den Challenge-Übungen mehr Ausdauertraining zur verstärkten Fettverbrennung.

Eine herausragende Rolle spielt die Pomuskulatur in Verbindung mit den Beinen und der Bauchmuskulatur. Diese Muskelschlinge ermöglicht die Aufrichtung des Rumpfs aus dem Becken. Der Gesäßmuskel ist unser größter Mus-

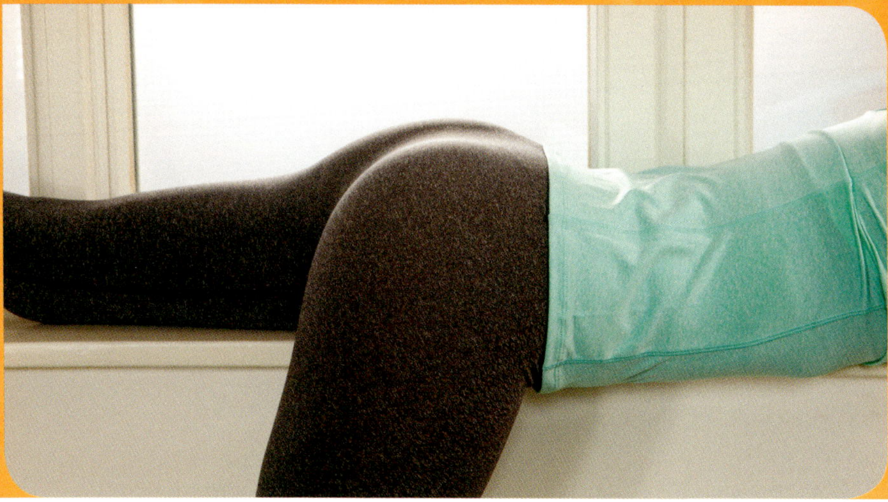

kel und der wichtigste Formgeber für einen knackigen Po. Ein gut trainierter Gesäßmuskel verhindert die seitlichen Fetteinlagerungen zwischen den Oberschenkeln und dem Becken. Außerdem ist er verantwortlich für das Heranziehen und Abspreizen der Beine und für die Außenrotation der Oberschenkel. Es gibt also viele Gründe für ein gutes, regelmäßiges Potraining. Und das Beste: Jedes Potraining wirkt sich auch super auf die Beine aus – ein Grund mehr, noch intensiver zu trainieren. Perfekt ausgeführte Übungen stabilisieren außerdem den Rumpf und kräftigen Bauch, Rücken und Arme.

Die hier vorgestellten Übungen können ganz schön wehtun, aber wenn ein knackiger Hintern dabei rauskommt – was soll's? Auch ein angenehmer Muskelkater am nächsten Tag sollte Sie nicht abschrecken, sondern beim Hinsetzen ein gutes Gefühl für ein gutes Training bescheinigen. Das Beste gegen einen kräftigen Pomuskelkater ist übrigens: Gehen, Gehen, Gehen.

Breite Kniebeugen

- Weiter Grätschstand, Fußspitzen zeigen leicht nach außen. Aufgerichteter Rumpf, Fingerspitzen seitlich am Kopf, Ellbogen ziehen nach außen (Foto 1).

- Aktivieren von Beckenboden, Rumpfmuskulatur und oberem Rumpf (Seite 20).

- Einatmung. Beine beugen und sich nach hinten unten absetzen, bis die Oberschenkel parallel zum Boden sind. Oberschenkel drücken dabei leicht nach außen. Spannung kurz halten (Foto 2).

- Ausatmung. Mit maximaler Pospannung aufrichten.

Darauf achten

- Knie nicht zu den Fußspitzen schieben.
- Füße flach am Boden, Knie bleiben über den Fußgelenken.

Seitlicher Ausfallschritt

- Aufrechter, hüftbreiter Stand. Hände locker in die Taille gestützt.

- Aktivieren von Beckenboden, Rumpfmuskulatur und oberem Rumpf (Seite 20).

- Einatmung. Rechtes Bein nach rechts setzen. Beide Oberschenkel absenken, bis sie parallel zum Boden sind. Oberschenkel drücken nach außen. Gleichzeitig rechten Arm mit angespannter Oberarmmuskulatur und Faust in die Leuchterhaltung bringen (Ellbogen auf Schulterhöhe, Unterarm senkrecht aufgestellt). Spannung kurz halten.

- Ausatmung. Mit maximaler Pospannung zurück zur Ausgangsposition. Seitenwechsel.

Darauf achten

- Fokus auf Po und Oberschenkel.
- Füße flach am Boden.
- Hochaktive Rumpfmitte.

1

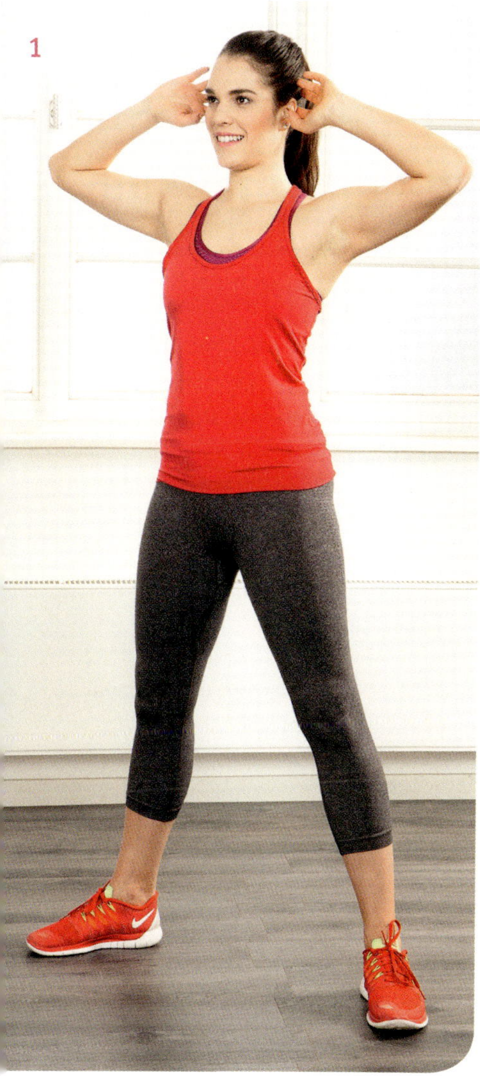

2

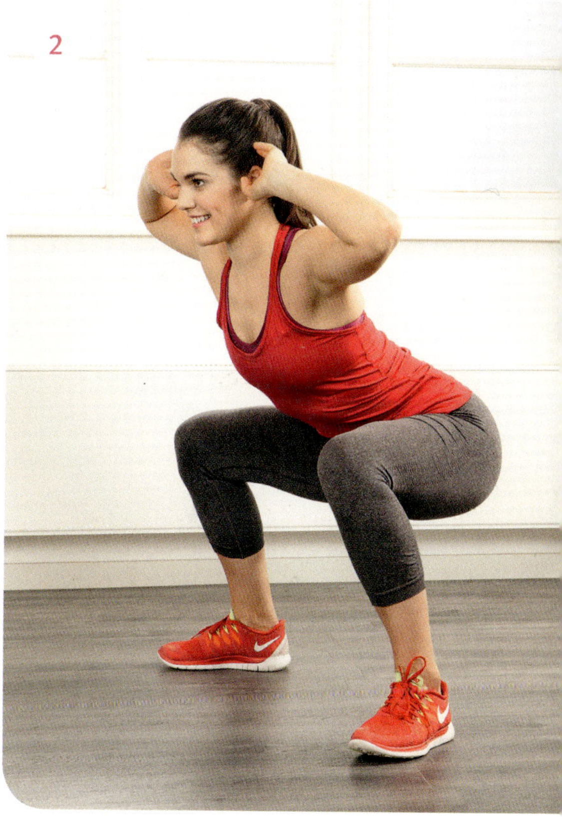

Dirty Dog

- Vierfüßlerstand: Handgelenke unter den Schultergelenken, Finger zeigen nach vorne. Knie unter den Hüftgelenken, Zehen aufgestellt. Gerader Rücken, Blick zum Boden.

- Aktivieren von Beckenboden, Rumpfmuskulatur und oberem Rumpf (Seite 20).

- Ausatmung. Maximale Pospannung aufbauen. Linkes Bein angewinkelt seitlich anheben bis auf Hüfthöhe. Spannung halten auf Zählzeit »1, 2, 3«. Die Fußspitze bleibt immer angezogen. Hüfte nicht aufdrehen, das Becken bleibt parallel zum Boden (Foto 1).

- Einatmung. Absenken ohne abzulegen, und weiter zur nächsten Wiederholung. Satz beenden, Seitenwechsel.

Darauf achten

- Becken bleibt parallel zum Boden.
- Keine Gewichtsverschiebung auf die Arme.
- Absolut gerader, aktiver Rumpf.

Leg side up

- Gleiche Ausgangsposition. Linkes Bein gestreckt seitlich am Boden aufgesetzt, auf Linie mit rechtem Knie. Fußspitze angezogen.

- Aktivieren von Beckenboden, Rumpfmuskulatur und oberem Rumpf (Seite 20).

- Ausatmung. Mit maximaler Pospannung linkes Bein seitlich anheben. Maximale Spannung kurz halten auf »1, 2, 3« (Foto 2).

- Einatmung. Absenken ohne abzulegen, und weiter zur nächsten Wiederholung. Satz beenden, dann Seitenwechsel.

Darauf achten

- Ohne Schwung arbeiten.
- Absolute Rumpfstabilität.
- Fokus auf die Pomuskulatur.

1

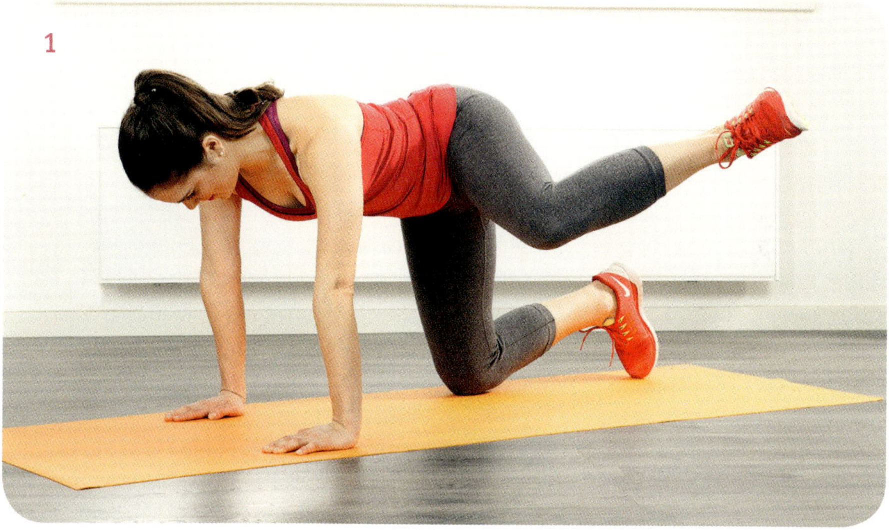

2

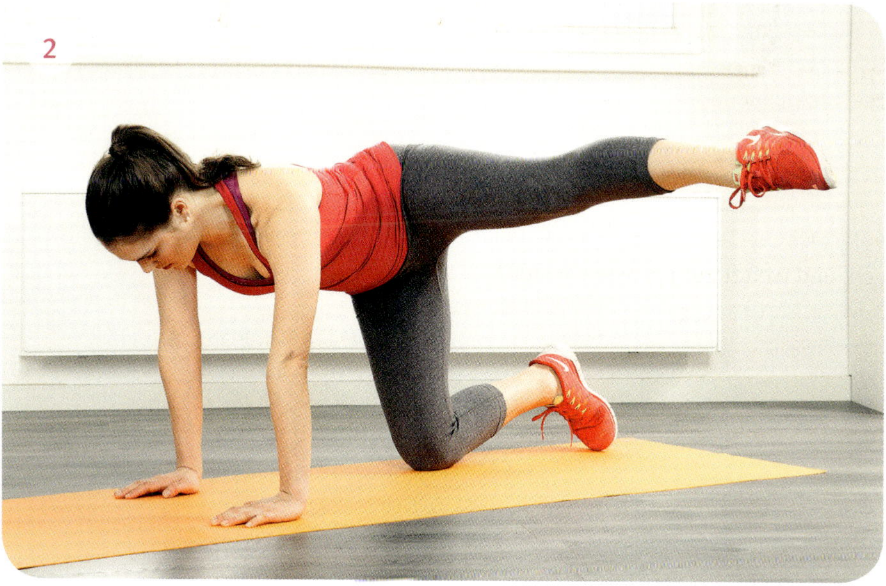

Gluteus

- Unterarmstütz: Ellbogen unter den Schultergelenken, Handkanten drücken in den Boden. Linkes Knie unter linker Hüfte, linke Fußspitze aufgestellt. Gerader Rumpf. Rechtes Bein rechtwinklig freihängend, Fußspitze angezogen, Oberschenkel parallel zum Boden.

- Aktivieren von Beckenboden, Rumpfmuskulatur und oberem Rumpf (Seite 20).

- Ausatmung. Mit maximaler Pospannung rechtes angewinkeltes Bein nach oben schieben. Spannung halten auf »1, 2, 3« (Foto 1).

- Einatmung. Oberschenkel zurück bis zur Waagerechten. Spannung nicht auflösen. Satz beenden, Seitenwechsel.

Darauf achten

- Nicht mit Schwung arbeiten.
- Der untere Rücken bleibt völlig ruhig.

Beinheben im Fauststütz

- Fauststütz (Fäuste unter die Schultern setzen, Daumen zeigen nach vorne). Linkes Knie unter linker Hüfte, linke Fußspitze ausgestellt. Rechtes Bein lang gestreckt nach hinten, parallel zum Boden und mit angezogener Fußspitze.

- Aktivieren von Beckenboden, Rumpfmuskulatur und oberem Rumpf (Seite 20).

- Das linke Knie etwa 10 cm vom Boden abheben.

- Ausatmung. Mit maximaler Po- und Rumpfspannung das rechte Bein von der Waagrechten nach oben schieben (Foto 2).

- Einatmung. Zurück zur Basis.

Darauf achten

- Rumpf bleibt stabil und ruhig.
- Keine Gewichtsverlagerung Richtung Arme.

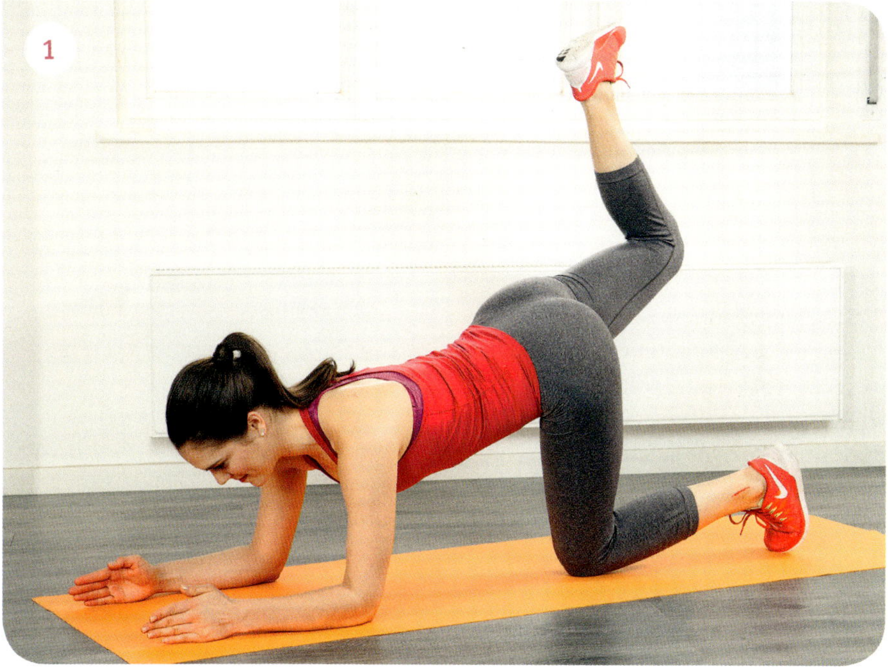
1

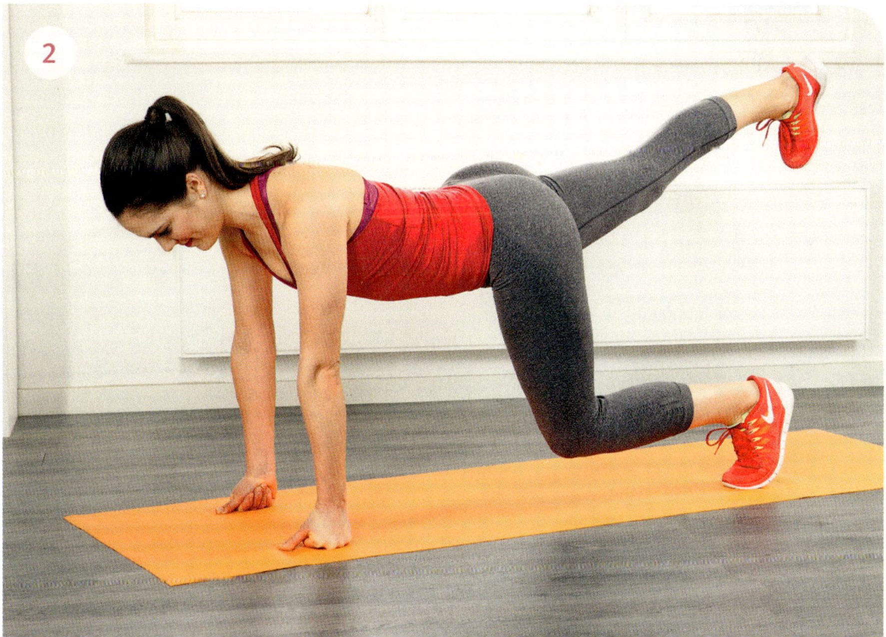
2

Prone leg lift

- Bauchlage. Rechtes Bein lang gestreckt mit aufgestellter Fußspitze. Linkes Bein seitlich angewinkelt am Boden abgelegt. Hände liegen aufeinander. Stirn liegt auf den Händen.

- Aktivieren von Beckenboden und Rumpfmuskulatur (Seite 20).

- Ausatmung. Mit maximaler Pospannung das rechte Bein vom Boden abheben. Spannung kurz halten (Foto 1).

- Einatmung. Absenken ohne abzulegen. Weiter zur nächsten Wiederholung. Satz beenden, Seitenwechsel.

Darauf achten

- Becken bleibt aktiv am Boden.
- Ohne Schwung arbeiten.
- Stabiler, ruhiger Rumpf.

Heavy back up

- Gleiche Ausgangsposition wie bei Prone leg lift.

- Aktivieren von Beckenboden, Rumpfmuskulatur und oberem Rumpf (Seite 20).

- Ausatmung. Mit maximaler Pospannung das rechte Bein und gleichzeitig den oberen Rumpf anheben. Hände halten Kontakt mit der Stirn und Ellbogen ziehen leicht nach außen (Foto 2).

- Einatmung. Absenken ohne abzulegen. Weiter zur nächsten Wiederholung. Satz beenden, Seitenwechsel.

Darauf achten

- Hohe Konzentration auf Po und unteren Rücken.
- Ohne Schwung arbeiten.
- Aktives Bein lang herausstrecken.

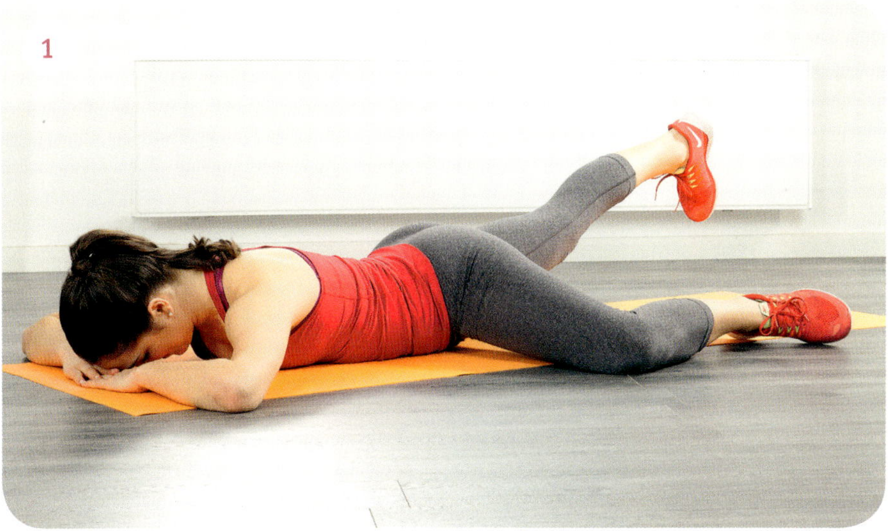
1

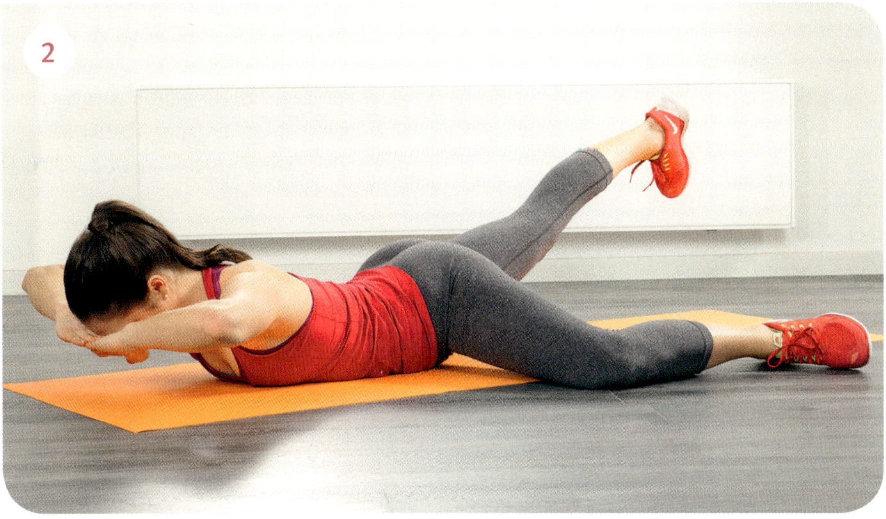
2

Übungen für die Arme

Schöne feste Oberarme, im Sommer eine Augenweide, haben Sie davon auch schon geträumt? Machen Sie mit – Sie schaffen das! So greifen Sie beim Shoppen gerne wieder zu Tops.

Das leidige Thema »Arme«: Jahrzehntelang interessieren sich die meisten Frauen nicht für ihre Oberarme. Erst wenn sie weiterwackeln, obwohl man schon zu winken aufgehört hat, beginnt das große Wehklagen. Leider haben heute oft schon sehr junge Frauen schlabbrige Oberarme. Da kann auch das schönste Top nicht darüber hinwegtäuschen.

Ein schön definierter Oberarm ist nicht automatisch ein sehr muskulöser Arm. Die Angst, Arme wie ein Bodybuilder zu bekommen, ist völlig unbegründet. Dazu müssten wirklich große Gewichte bewegt werden und Frauen tun sich sowieso schwer damit, Muskelmasse aufzubauen. Also keine Angst vor ein paar Liegestützen, die neben den Armen auch die Schultern formen, die Brust und den Rücken kräftigen. Je stabiler die gesamte Rumpfmuskulatur ist, desto leichter gelingen die Armübungen.

Der Oberarm besteht aus 2 Muskeln: dem Bizeps an der Vorderseite und dem Trizeps auf der Rückseite des Oberarms. Vor allem die Oberarmrückseite ist eine große Problemzone. Hier befindet sich der Trizeps – meist verkümmert, mit Fettansammlung und schlaffer Haut. Bizeps und Trizeps sind kleine

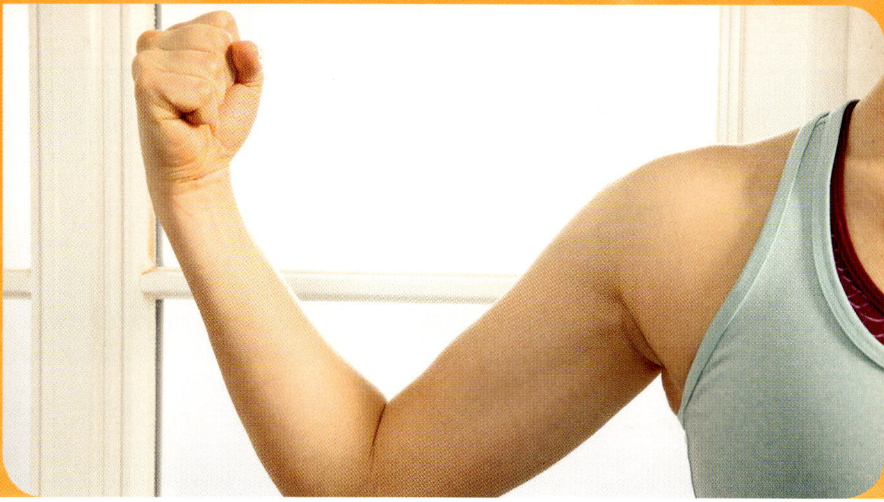

Muskelgruppen, die bei regelmäßigem Training straffer werden und eine gute Form bekommen. Voraussetzung dafür sind die Einsicht und die daraus folgende Motivation. Denn Frauen wollen viel lieber Bauch, Beine und Po trainieren. Damit ist aber den Armen nicht geholfen. Übrigens: Ein weiter Handabstand bei Liegenstützen fordert mehr die Brust- und Bauchmuskulatur, ein enger trainiert mehr den Trizeps.

Nach regelmäßigem Training kommt dann der Moment, den sich viele Frauen anfangs nicht vorstellen können: Es macht Spaß, Liegestütze zu machen! Sie sind nicht nur eine körperliche Herausforderung, sondern vor allem eine mentale. Und darin sind Frauen sehr stark. Außerdem sind gut trainierte Arme nicht nur ein optischer Hingucker, sondern sie sind für viele Sportarten (Schwimmen, Ballsport usw.) absolut unerlässlich.

Also Schluss mit den Winkeärmchen, Bye-bye-Muskeln oder chicken wings. Zur Belohnung für ein gutes Armtraining gibt es ein neues Kleid oder ein Top, in dem man Dekolleté, Arme und Schultern gerne zeigen mag.

Knie-Liegestütz

- Knie am Boden, Unterschenkel mit angezogenen Füßen zeigen nach oben. Hände genau unter den Schultern, Finger zeigen nach vorne. Aktive Handmuskulatur (Fingerspitzen leicht anziehen, als ob sie »etwas fassen wollen«).

- Aktivieren von Beckenboden, Rumpfmuskulatur und oberem Rumpf (Seite 20).

- Einatmung. Ellbogen beugen, Rumpf und Oberschenkel in einer geraden Linie absenken, bis Oberarme parallel zum Boden sind. Ellbogen streifen dabei seitlich am Brustkorb. Spannung kurz halten (Foto 1).

- Ausatmung. Kraftvoll nach oben drücken. Auch hier streifen die Ellbogen den Brustkorb (Foto 2).

Darauf achten

- Po beim Hochkommen nicht nach hinten oben schieben.
- Ellbogen nicht nach außen schieben.
- Das Becken darf nicht durchhängen.
- Das Kinn nicht vorschieben.
- Am Anfang nur so weit absenken, wie ein korrektes Rückkehren möglich ist.

VARIATIONEN

Versetzte Knie-Liegestütz

Ausgangsposition wie oben, nur die linke Hand eine Handlänge vor der linken Schulter aufsetzen. Die Übung wie oben beschrieben durchführen.

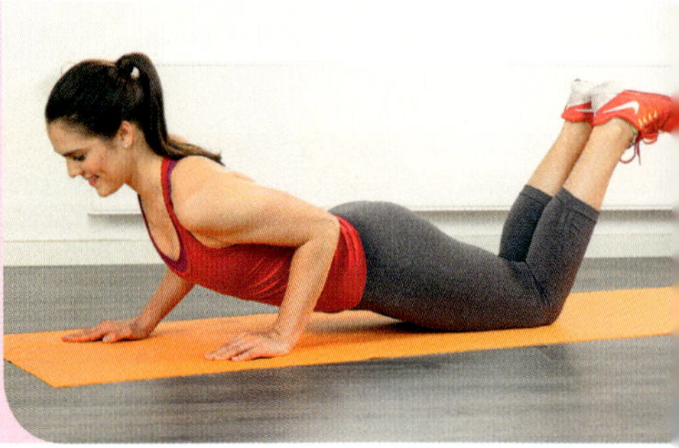

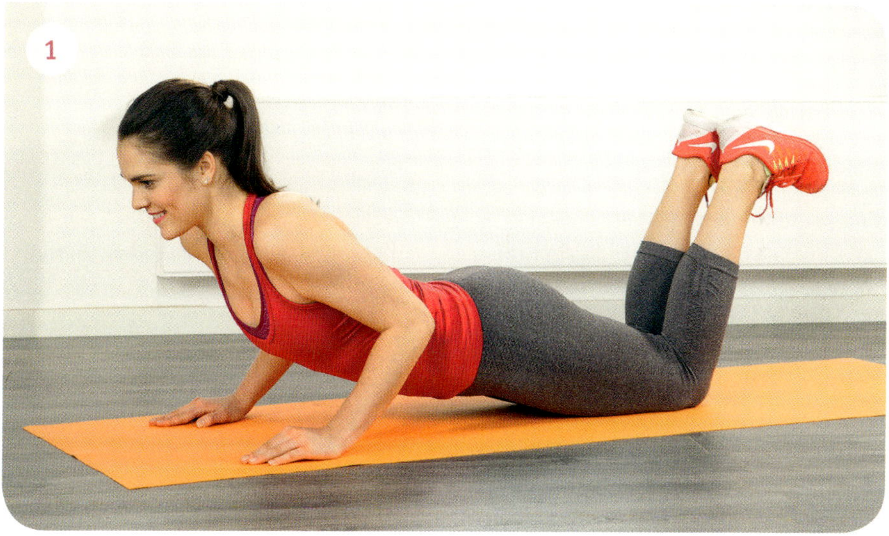
1

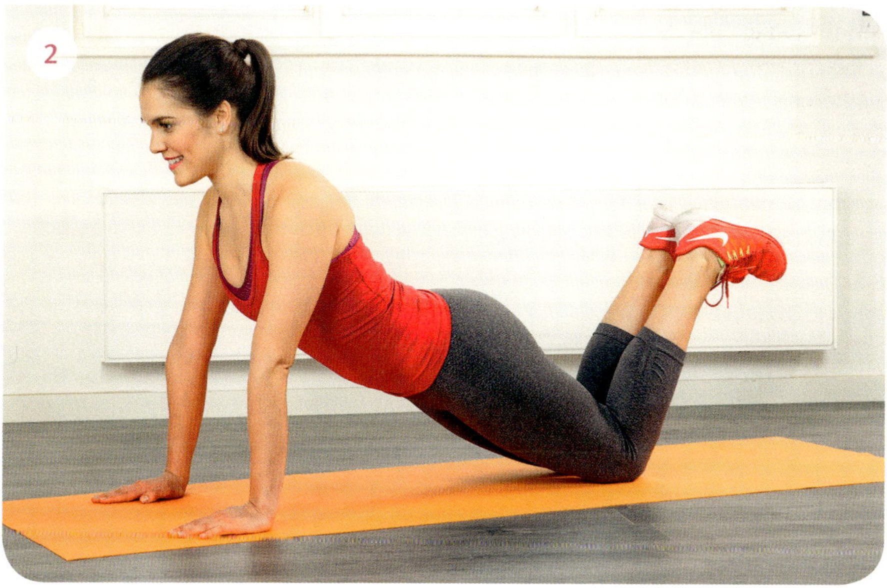
2

Side bend

- Rechte Seitenlage. Beine lang gestreckt aufeinander mit angezogenen Fußspitzen. Der ganze Körper bildet eine Linie. Rechte Hand umfasst linken Brustkorb. Linke Hand vor rechtem Oberarm am Boden aufsetzen. Finger zeigen Richtung Kopf.

- Aktivieren von Beckenboden, Rumpfmuskulatur und oberem Rumpf (Seite 20).

- Ausatmung. Oberkörper nach oben drücken, bis der linke Arm gestreckt ist. Becken bleibt am Boden. Spannung kurz halten (Foto 1).

- Einatmung. Langsam und kontrolliert zurück ohne abzulegen. Satz beenden, dann Seitenwechsel.

Darauf achten

- Körper bleibt immer in einer geraden Linie.
- Fokus auf Armmuskulatur und Rumpfmitte.
- Kontrolliertes Zurückführen des Oberkörpers.
- Bei Bedarf nach jeder Wiederholung ablegen.

Side lift

- Rechte Seitenlage. Rechter Arm lang gestreckt am Boden, Handrücken am Boden. Kopf auf dem Oberarm ablegen oder freihalten. Beine lang gestreckt aufeinanderlegen, Fußspitzen anziehen. Linke Hand vor der rechten Schulter am Boden aufsetzen, Finger zeigen Richtung Kopf.

- Aktivieren von Beckenboden, Rumpfmuskulatur und oberem Rumpf (Seite 20).

- Ausatmung. Oberkörper mit dem rechten Arm nach oben drücken, bis der linke Arm gestreckt ist. Spannung kurz halten (Foto 2).

- Einatmung. Langsam und kontrolliert absenken.

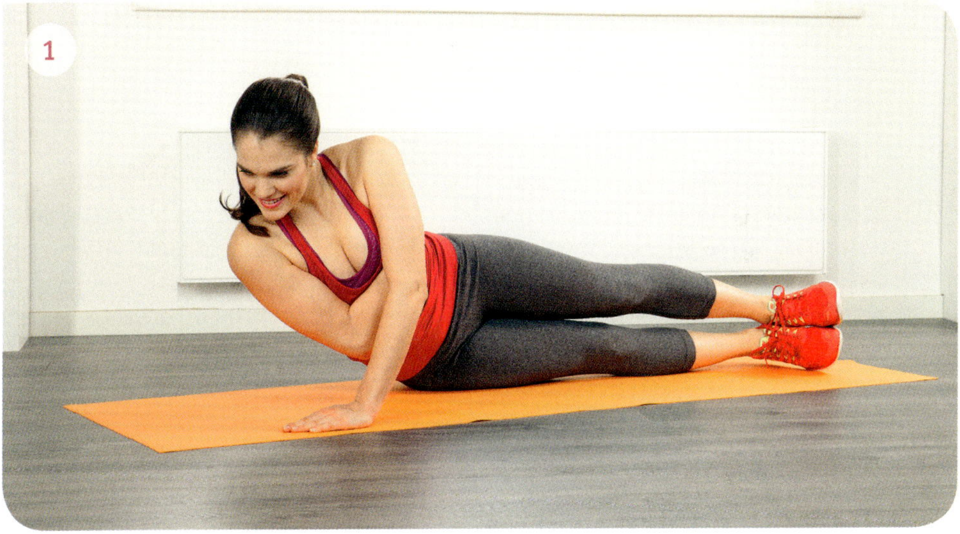
1

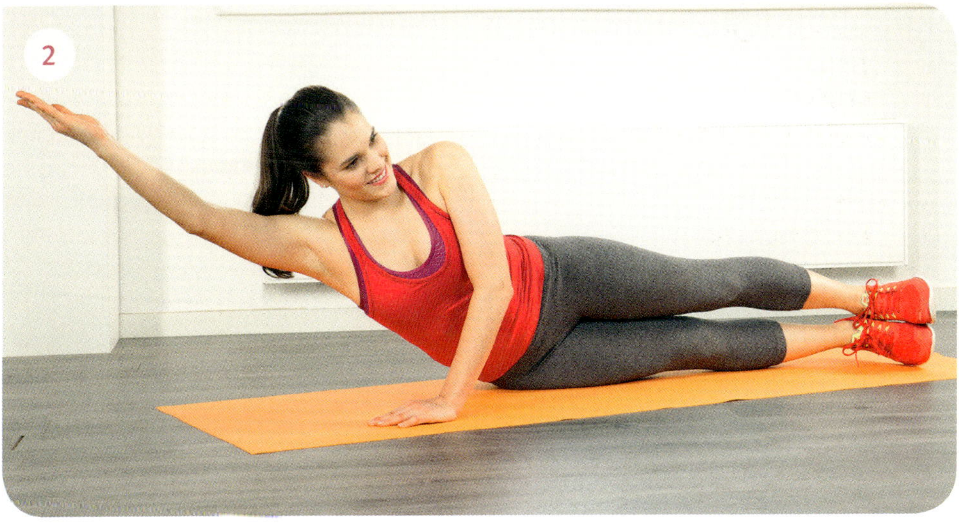
2

Curl and kick

- Kleine Schrittstellung. Beide Knie leicht gebeugt. Aufgerichteter Rumpf, leicht nach vorne gebeugt. Oberarme am Brustkorb angelehnt, Unterarme gestreckt, Hände zu Fäusten geballt.

- Aktivieren von Beckenboden, Rumpfmuskulatur und oberem Rumpf (Seite 20).

- Einatmung. Fäuste mit angespannter Oberarmmuskulatur zu den Schultern ziehen. Spannung kurz halten (Foto 1).

- Ausatmung. Fäuste mit angespannter Oberarmmuskulatur nach unten und hinten drücken. Spannung kurz halten (Foto 2).

Darauf achten

- Stabile Standposition.
- Konzentration auf Bizeps und Trizeps.

Military press

- Stabile Unterlage (Stuhl, Bett, Kiste, maximal kniehoch). Hände umfassen Kante (Handrücken zeigen zum Körper). Po bleibt nah an der Kante. Beine hüftbreit am Boden aufgesetzt. Fersen drücken in den Boden, Fußspitzen anziehen.

- Aktivieren von Beckenboden, Rumpfmuskulatur und oberem Rumpf (Seite 20). Brustbein besonders anheben.

- Einatmung. Ellbogen parallel zueinander beugen. Der aufgerichtete Rumpf sinkt Richtung Boden, bis die Oberarme parallel zum Boden sind (Foto 3).

- Ausatmung. Den Rumpf kraftvoll nach oben drücken.

Darauf achten

- Ellbogen nicht nach außen schieben.
- Po bleibt immer nah an der Unterlage.
- Maximale Rumpfstabilität.

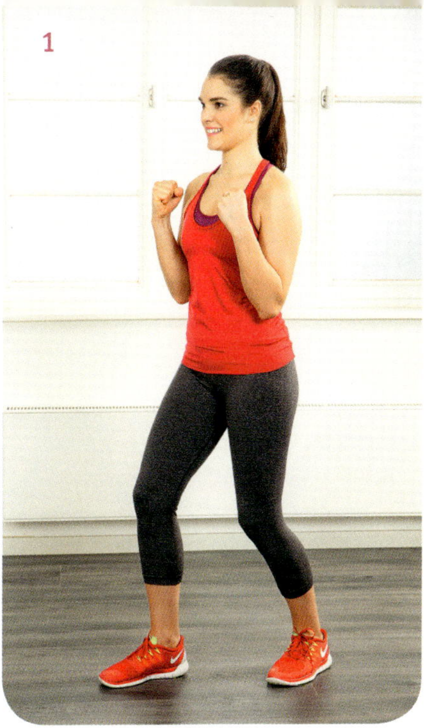
1

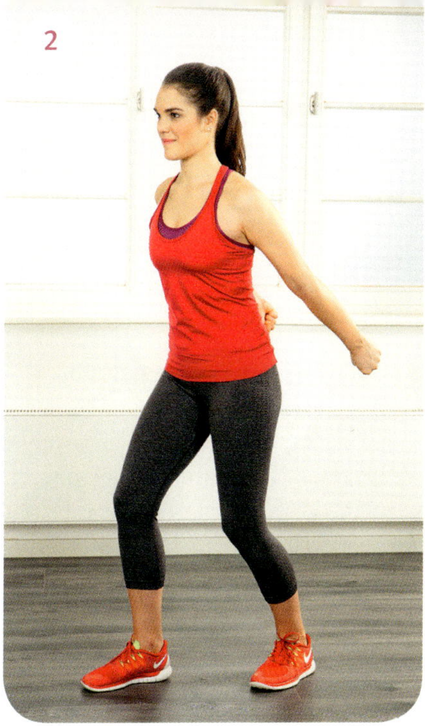
2

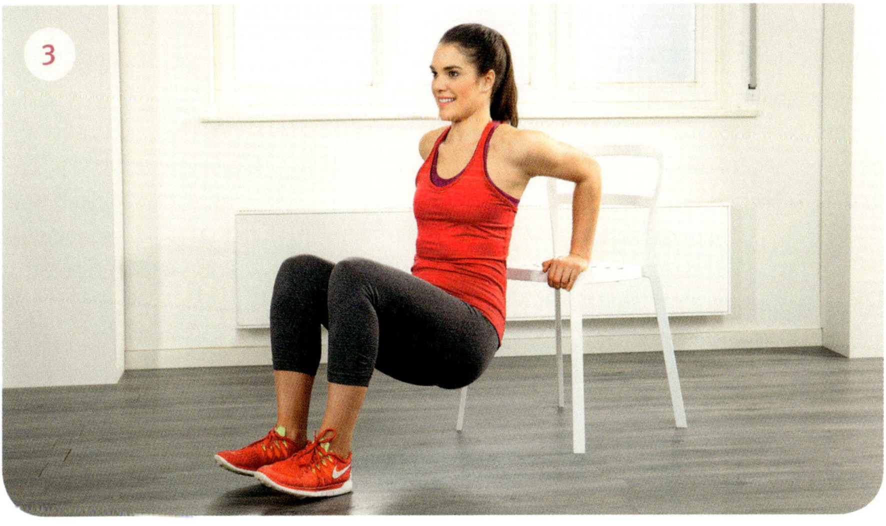
3

Liegestütz

- Hände und Füße sind schulterbreit geöffnet. Fersen schieben vom Körper weg. Fingerspitzen zeigen nach vorne. Aktive Handmuskulatur (Fingerspitzen leicht anziehen, als ob sie »etwas fassen wollen«). Nacken lang, Kinn leicht zur Kehle, Blick nach unten. Der ganze Körper bildet eine gerade Linie.

- Aktivieren von Beckenboden, Rumpfmuskulatur und oberem Rumpf (Seite 20).

- Einatmung. Ellbogen beugen. Ellbogen streifen am Brustkorb. Den ganzen Körper langsam und kontrolliert in einer Linie absenken, bis er parallel zum Boden ist (Foto 1).

- Ausatmung. Mit maximaler Ganzkörperspannung nach oben drücken.

Darauf achten

- Ellbogen nahe am Körper lassen.
- Po nicht nach oben schieben.
- Becken nicht durchhängen lassen.
- Ellbogen nicht nach außen schieben.
- Fersen bleiben immer aktiv nach hinten geschoben.

Trizeps-Liegestütz

- Gleiche Ausgangsposition wie oben, aber die Hände sind enger als schulterbreit am Boden. Finger zeigen leicht zueinander. Aktive Handmuskulatur (Fingerspitzen leicht anziehen, »etwas fassen wollen«).

- Einatmung. Ellbogen beugen. Sie zeigen dabei nach hinten. Den ganzen Körper langsam und kontrolliert in einer Linie absenken, bis er parallel zum Boden ist (Foto 2).

- Ausatmung. Mit maximaler Ganzkörperspannung nach oben drücken.

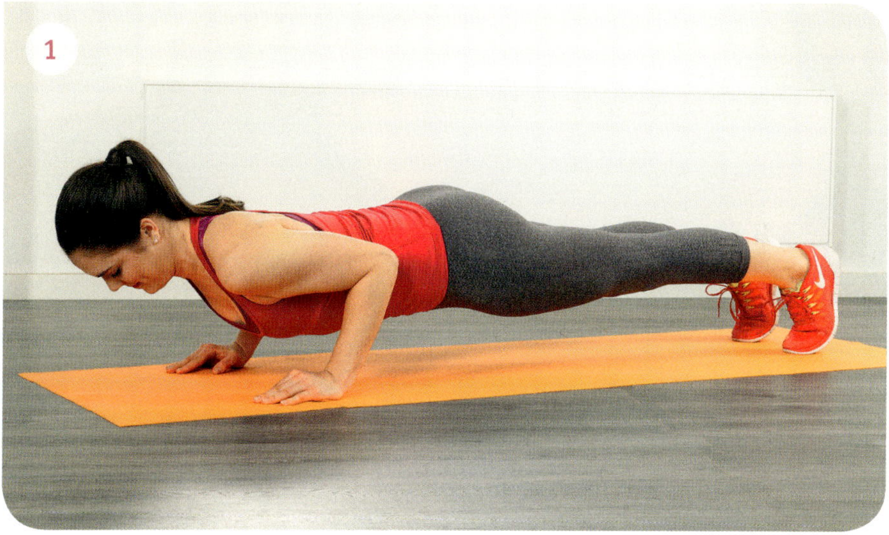
1

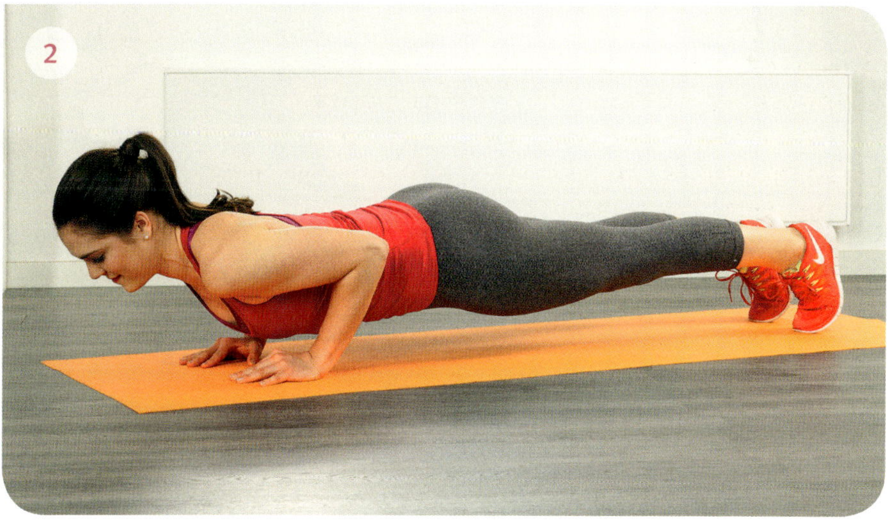
2

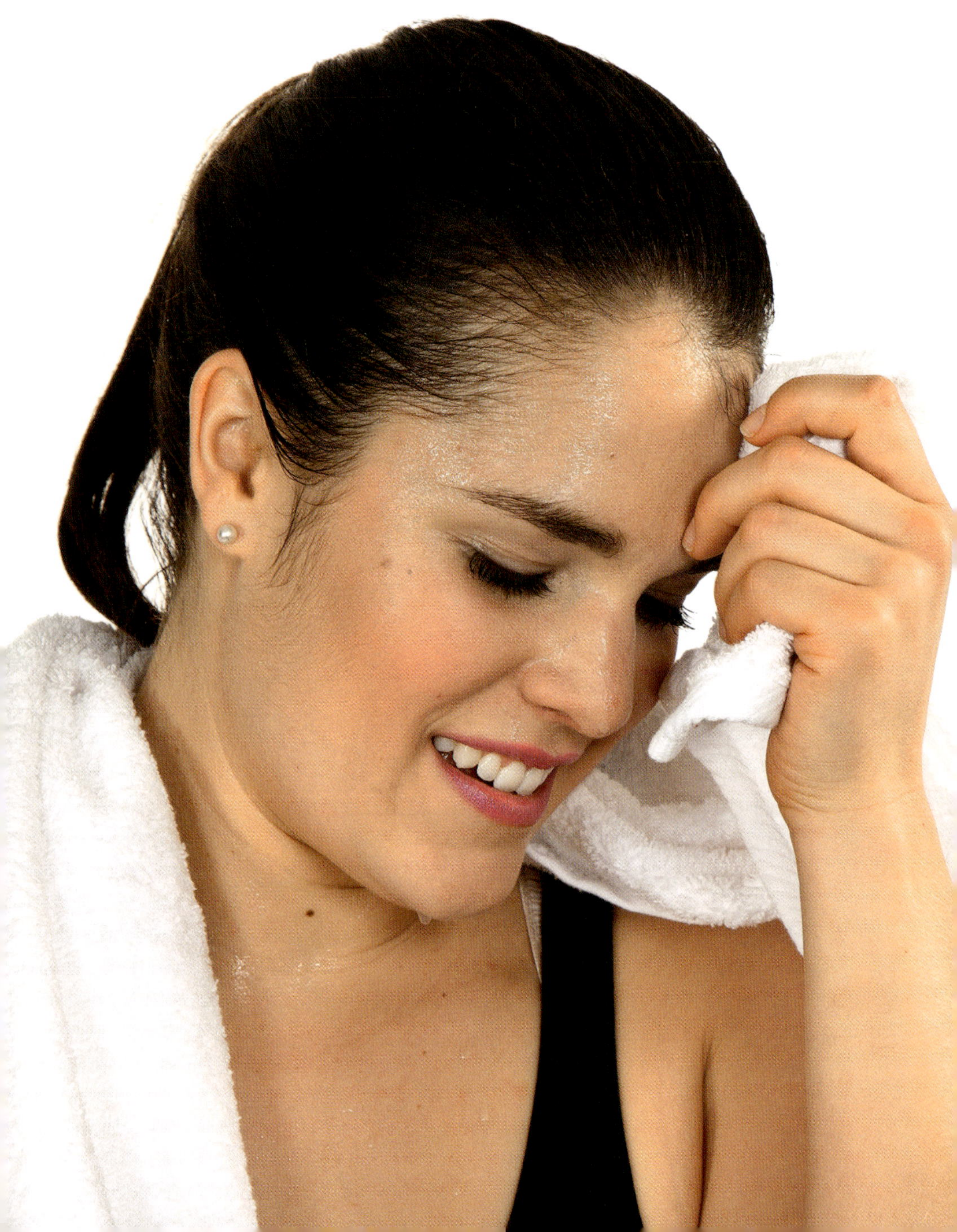

15 starke Challenges

Jetzt kann's losgehen! Suchen Sie sich die passende Challenge aus und halten Sie durch. Sie werden sehen, es lohnt sich!

So läuft die Challenge

Welche Challenge ist die richtige für Sie? Das hängt von Ihren Zielen, Ihrer Zeit und Ihrem sportlichen Ehrgeiz ab. Von einer Problemzone bis zur »Komplettpackung« ist alles möglich.

Auf den folgenden Seiten finden Sie 15 verschiedene Trainingspläne für jeweils 30 Tage. Dabei haben Sie die Möglichkeit, nur eine Problemzone zu trainieren (Single Zone), oder Sie entscheiden sich für zwei Problemzonen (Double Zone). Anspruchsvoller wird es, wenn Sie drei Zonen wählen (Triple Zone) und die Krönung ist die »Vier-gewinnt-Challenge«, bei der alle vier Problemzonen trainiert werden.

Wenn Sie sich für eine Challenge entschieden haben, trainieren Sie nach dem jeweiligen Trainingsplan in Tabellenform. Unter dem Tag finden Sie die Übungen mit Wiederholungszahlen.

Bevor Sie sich für eine Challenge entscheiden, müssen Sie

1. sich ein Ziel vornehmen: Was möchten Sie ändern? Fitter werden, Gesundheit fördern, attraktiver aussehen? Welche Muskelgruppe möchten/müssen Sie dafür trainieren?
2. wissen, wo Sie gerade stehen: Sind Sie Sportanfänger, hatten Sie eine sportliche Pause oder sind Sie ständig sportlich aktiv? Beginnen Sie mit den Basisübungen, zählen Sie die Wiederholungszahlen und Sie erkennen schnell, wo Sie leistungsmäßig stehen. Bleiben Sie bei den Basisübungen und erhöhen Sie die Wiederholungszahl.

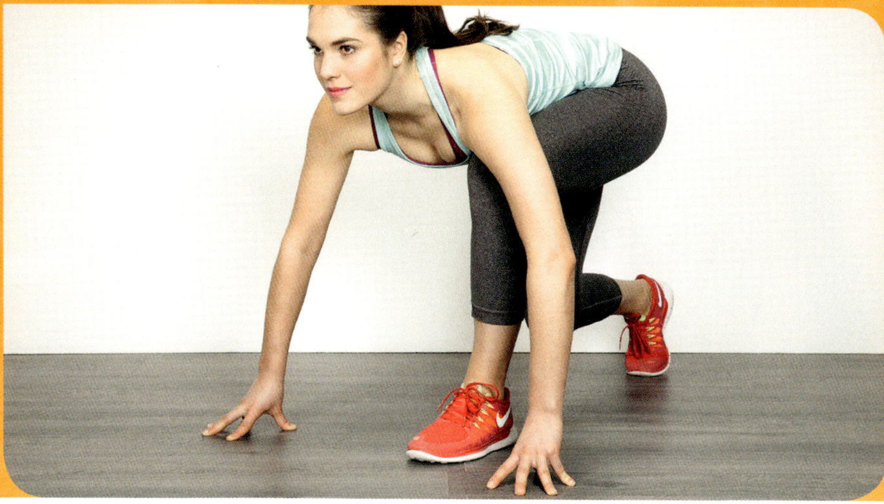

3. Ihren sportlichen Ehrgeiz einschätzen: Die Single Zone Challenges sind super geeignet, um eine Problemzone ins Auge zu fassen. Deshalb spricht nichts dagegen, auch mit einer anderen Challenge zu beginnen. Die Challenge »4 gewinnt« gibt es in zwei Ausführungen, beide sind für Fortgeschrittene geeignet.
4. entscheiden, wann Sie trainieren wollen/können: Ein Morgenmuffel wird ein konsequentes Training vor Arbeitsbeginn nicht leisten können und wollen. Schließlich soll das Ganze auch Spaß machen. Ein tägliches Training erfordert auf jeden Fall Disziplin und Durchhaltevermögen.
5. wissen, was die Anweisungen bedeuten:

»Superslow«: Die Übung wird im Schneckentempo ausgeführt. Die Muskulatur muss dabei maximal arbeiten. Diese Methode ist sehr effektiv, erfordert aber mentale Stärke.

»Bis max« (= maximal): Zählen Sie die Wiederholungen, bis nichts mehr geht, und führen Sie dann noch weitere 5 Wiederholungen aus. Das heißt: die Zähne zusammenzubeißen!

Zahlen: Wenn im Trainingsplan steht »20–10«, bedeutet das: Die Übung wird 20-mal ausgeführt, gefolgt von einer kurzen Pause (10–20 Sekunden), dann werden noch 10 Wiederholungen gemacht.

Die Challenge

Mein Fitnessstatus ist im Moment durchaus ausbaufähig, deshalb stürze ich mich hoch motiviert in das neue Projekt »30-Tage-Body-Challenge«. Abgesehen von einem Pausentag pro Woche werde ich ab sofort mehr als 4 Wochen lang jeden Tag trainieren. Weil das die Challenge vorgibt. Keine Ausreden. Wenn ich nicht jeden Tag trainiere, habe ich schließlich die Challenge nicht erfüllt. Tut mir leid, lieber Schweinehund, aber das kann ich nicht auf mir sitzen lassen. Für die nächsten 30 Tage habe ich einen fertig ausgearbeiteten Work-out-Plan – das gefällt mir, denn ich mag Pläne.

Damit auch ja keine Langeweile aufkommt, habe ich mich bei der Auswahl der Challenge gleich für das »Rund-um-sorglos-Paket« entschieden: Bauch, Beine, Po und Arme sollen trainiert werden. Wenn schon, dann richtig. Ich habe nicht die eine klassische Problemzone (zugegeben, meine Arme sind ziemlich schwach), aber wenn ich so an mir runterschaue, könnte alles ein bisschen mehr Aufmerksamkeit vertragen.

Und damit ich in 30 Tagen wirklich top in Form komme, begleite ich die Challenge mit einer Ernährungsumstellung. Ich sage bewusst »Ernährungsumstellung«, da ich von Diäten nicht besonders viel halte. Ich komme auch nicht klar mit strengen Vorgaben wie Verzicht auf Kohlenhydrate, weil ich davon fürchterlich schlechte Laune kriege (Kohlenhydrate machen nämlich glücklich!). Und viele anderen Diäten sind mir schlichtweg zu kompliziert. Deshalb gibt es bei mir keine Verbote, sondern nur ein paar Regeln: Obst und Gemüse satt. Kohlenhydrate in Maßen und gern in Form von Vollkorn. Viel gesundes Eiweiß. Weniger Fett. Und ganz wenig Zucker. Fertiggerichte kommen bei mir sowieso nie in den Einkaufswagen. Deshalb geht es nur darum, ausgewogener und bedachter zu kochen – und mein Foodblog muss wieder eine Weile auf Kuchen verzichten.

Was erwarte ich in den 30 Tagen?

30 Tage sind nicht die Welt – ich werde also nach einem Monat Sport mit gesunder Ernährung voraussichtlich keine Modelmaße haben. Aber ich erwarte

- ein sichtbares und fühlbares Ergebnis,
- das Erfolgserlebnis, eine Challenge durchgezogen zu haben,
- und Motivation, wieder regelmäßig Sport zu machen.

Los geht's

Dann will ich mal loslegen. 30 Tage ab sofort. Zu Beginn eines neuen Projekts bin ich immer hoch motiviert. Und wer hoch motiviert ist, darf sich auch gleich zu Beginn belohnen, finde ich. Deshalb starte ich das Projekt mit einem Paar neuer Sportschuhe. Und eine Challenge, die mit neuen Schuhen beginnt, muss doch funktionieren.

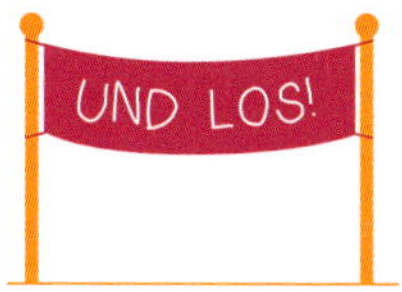

Single Zone:
BAUCH

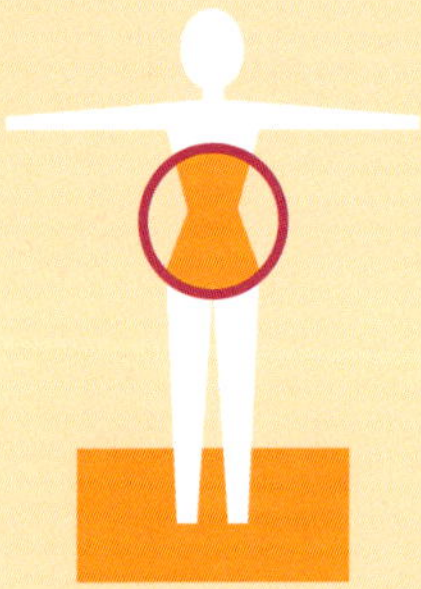

Go!

START

LOS GEHT'S!

18. Tag	17. Tag	16. Tag	15. Tag	14. Tag	13. Tag	
30	16 superslow	30	20–10	PAUSE	bis max	***Stufen-Crunch***
30–10	30	20–10	20		bis max	***Pharaonen-Crunch***
20–10	20	18	15–5		bis max	***Criss-Cross-Crunch***
40	15 superslow	30	20		bis max	***Power side knee***

GESCHAFFT!

FAST

	19. Tag	20. Tag	21. Tag	22. Tag	23. Tag	24. Tag
Stufen-Crunch	30–20–10	15 superslow	PAUSE	bis max	30	20–15
Pharaonen-Crunch	15	15–10		bis max	20	20–10
Criss-Cross-Crunch	24	20		bis max	30	15 superslow
Power side knee	20	20–10		bis max	20	24

	1. Tag	2. Tag	3. Tag	4. Tag	5. Tag	6. Tag
Stufen-Crunch	15	20	25	20–10	12 superslow	20
Pharaonen-Crunch	16	18	20	24	18 superslow	20
Criss-Cross-Crunch	12	16	18	20	16–10	12 superslow
Power side knee	5	5	8	10	10	12

12. Tag	11. Tag	10. Tag	9. Tag	8. Tag	7. Tag	
20	15 superslow	24	bis max	20	PAUSE	***Stufen-Crunch***
20	20–10–5	25	bis max	20–10		***Pharaonen-Crunch***
30	20	24	bis max	12 superslow		***Criss-Cross-Crunch***
20	15–5	15	bis max	12		***Power side knee***

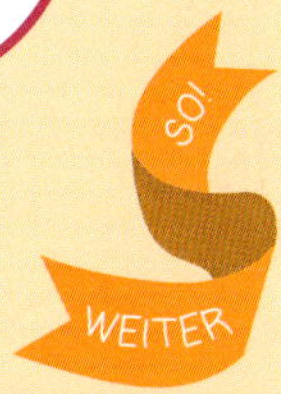

	25. Tag	26. Tag	27. Tag	28. Tag	29. Tag	30. Tag
Stufen-Crunch	30	20	bis max	PAUSE	30–10	30–20–10
Pharaonen-Crunch	40	30–20–10	bis max		30	20
Criss-Cross-Crunch	25	20–10	bis max		25	20 superslow
Power side knee	30	30–20	bis max		25 superslow	50

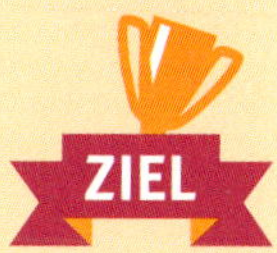

Single Zone:

BEINE

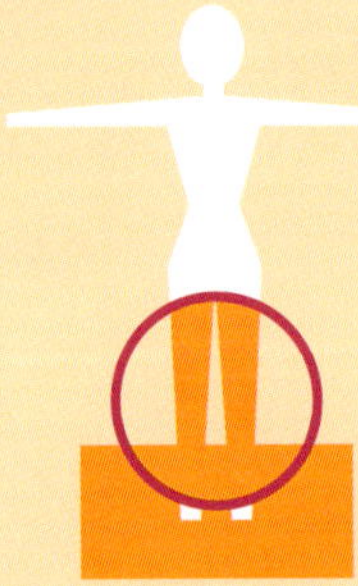

START

LOS GEHT'S!

	13. Tag	14. Tag	15. Tag	16. Tag	17. Tag	18. Tag
Ausfallschritt nach vorne	20	20–10	PAUSE	24	20 superslow	bis max
Beinbizeps	20–10	20 superslow	PAUSE	25	20 superslow	bis max
Pistole i. W.	20–10	18	PAUSE	24	20	bis max
Adduktion mit Gegendruck	25	20–10	PAUSE	30	20 superslow	bis max

	19. Tag	20. Tag	21. Tag	22. Tag	23. Tag	24. Tag
Adduktion mit Gegendruck	25–15	20	30	PAUSE	25	30
Beinbizeps	30	35	20–10	PAUSE	20 superslow	30
Pistole i. W.	24	20–10	30	PAUSE	20 superslow	20
Ausfallschritt nach vorne	20	20–10	24	PAUSE	30	30–10

FAST GESCHAFFT!

	1. Tag	2. Tag	3. Tag	4. Tag	5. Tag	6. Tag
Ausfallschritt nach vorne	10	12	18	20	24	20–10
Pistole i. W.	10	12	5	18	12 superslow	15
Beinbizeps	15	20	25	20–10	30	35
Adduktion mit Gegendruck	20	25	30	15 superslow	30	20

	7. Tag	8. Tag	9. Tag	10. Tag	11. Tag	12. Tag
Beinbizeps	PAUSE	20	15 superslow	20	bis max	25
Adduktion mit Gegendruck		20	25	30	bis max	40
Pistole i. W.		20	15 superslow	20–10	bis max	20
Ausfallschritt nach vorne		20	20–10	24	bis max	20

SO!

WEITER

	25. Tag	26. Tag	27. Tag	28. Tag	29. Tag	30. Tag
Pistole i. W.	20	24	30	20–10	PAUSE	bis max
Beinbizeps	30	20 superslow	20–10	35		bis max
Adduktion mit Gegendruck	25	20 superslow	20–10	30		bis max
Ausfallschritt nach vorne	30	20	30	30–10		bis max

ZIEL

Jetzt geht's los!

Tag 1: Ich bin richtig motiviert. Schließlich habe ich neue Schuhe. Außerdem ist heute Sonntag, ich habe nichts weiter vor, es regnet und ich habe sowieso schon eine Jogginghose an – ein perfekter Tag also, um mit einer Fitness-Challenge zu starten.

1
Sonntag

Ich denke mir »Wenn schon, denn schon« und nehme gleich das Komplettprogramm: Bauch, Beine, Po und Arme sollen bearbeitet werden und jede Woche habe ich einen anderen Schwerpunkt. Aber ein kleines bisschen Bammel habe ich doch, mich mit 30 Tagen Sport am Stück zu übernehmen. Bei der Wahl der Schwierigkeitsstufe entscheide ich mich deshalb vorsichtshalber für das Anfänger-Programm. Ich mache zwar regelmäßig Yoga und Pilates, aber ich rede hier nicht von Kopfständen und komplizierten Drehungen, sondern von Anfängersets, die ich jederzeit unterbrechen kann, wenn es brenzlig wird. Und ich rede von Ausdauertraining auf dem Crosstrainer, bei dem ich nebenher in der Gala blättern kann. Mit so vielen Pausentagen, wie ich möchte. Mit der Challenge ist diese Art von »Sport« jetzt vermutlich vorbei, aber genau das ist ja das Spannende an einer Challenge: ein festgelegtes Trainingspensum über einen festgelegten Zeitraum. Ohne Ausreden. Oje. Ich denke, mit dem Anfänger-Programm liege ich richtig.

Bevor ich loslege, studiere ich meinen Work-out-Plan und lese mir alle Übungen genau durch. Okay, auf den ersten Blick sieht alles machbar aus. Am Anfang ist das Blättern ein bisschen umständlich (sonst mache ich Sport mit Videos, ich bin also ein bisschen verwöhnt), aber da ich eine ganze Woche jeden Tag die gleiche Abfolge mache, müssten sich die Übungen ja in kürzester Zeit einprägen. Ich spucke also in die Hände und lege los ...

2

Montag

Tag 2: Ich habe Muskelkater. Aber nicht diesen gemeinen »Ich-kann-meine-Arme-nicht-über-den-Kopf-heben«-Muskelkater, sondern einen, der sich ganz gut aushalten lässt. Aber mein innerer Schweinehund fängt schon an zu grinsen: Ich habe gestern die ersten Übungen mit gemütlichen 15 Wiederholungen gemacht, bis zum Ende der Woche sollen es dann aber 50 werden. Das ist eine andere Hausnummer. Aber jetzt schon aufgeben? Auf keinen Fall!

Das Training klappt ganz gut, mit Aufwärmen und Dehnen komme ich auf knapp 30 Minuten – das liegt aber auch daran, dass ich zwischen den Übungen immer kurz auf dem Boden liege und verschnaufen muss. Wenn ich nicht so untrainiert wäre, würde ich sicher weniger Zeit brauchen.

Ich merke schon nach 2 Tagen, wie wichtig eine gut gepolsterte Sportmatte ist und dass manche Übungen mit Schuhen leichter gehen. Habe also keinerlei schlechtes Gewissen wegen meiner neuen Schuhe.

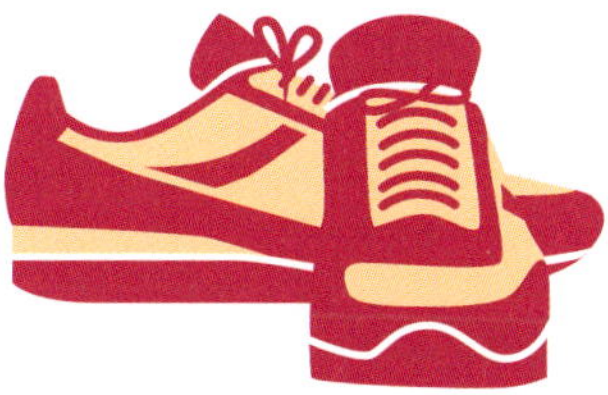

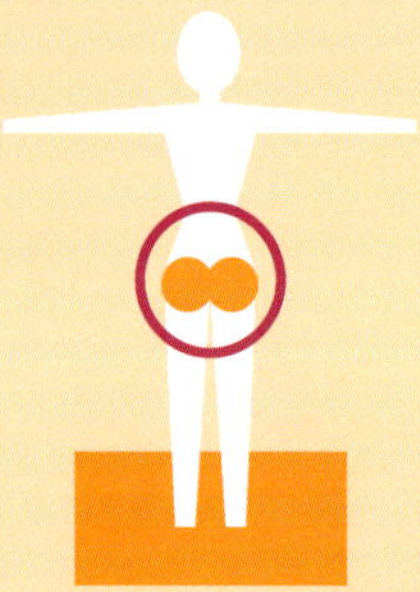

Single Zone:
PO

Go!

START

LOS GEHT'S!

18. Tag	17. Tag	16. Tag	15. Tag	14. Tag	13. Tag	
bis max	20	15	20	PAUSE	15 superslow	***Prone leg lift***
bis max	20–15	15 superslow	30–10		20–25	***Gluteus***
bis max	20–15	30	30–10		20	***Dirty Dog***
bis max	20–10	15 superslow	25		20	***Breite Kniebeugen***

GESCHAFFT!

FAST

	19. Tag	20. Tag	21. Tag	22. Tag	23. Tag	24. Tag
Breite Kniebeugen	20–10	25	PAUSE	15 superslow	bis max	25
Gluteus	20	20–10		30	bis max	40
Prone leg lift	20	15 superslow		15–20	bis max	20
Dirty Dog	20–10	15 superslow		20	bis max	30

	1. Tag	2. Tag	3. Tag	4. Tag	5. Tag	6. Tag
Breite Kniebeugen	10	15–10	20	20–10	25	30
Dirty Dog	15	18	12 superslow	20	20–10	30
Prone leg lift	10	12	15	20	15 superslow	20
Gluteus	15	20	25	20–10	30	20 superslow

	12. Tag	11. Tag	10. Tag	9. Tag	8. Tag	7. Tag
Dirty Dog	40	30–15	bis max	30	20–10	PAUSE
Prone leg lift	15–10	20	bis max	20	10 superslow	
Gluteus	40	15 superslow	bis max	30	20	
Breite Kniebeugen	20–10	20	bis max	20	10 superslow	

	25. Tag	26. Tag	27. Tag	28. Tag	29. Tag	30. Tag
Dirty Dog	20–10	25	20 superslow	PAUSE	20	40
Breite Kniebeugen	30	30–10	40		30–20–10	50
Gluteus	25	30	20–10		25	40
Prone leg lift	20	20–10	25		25–10	25

Single Zone:
ARME

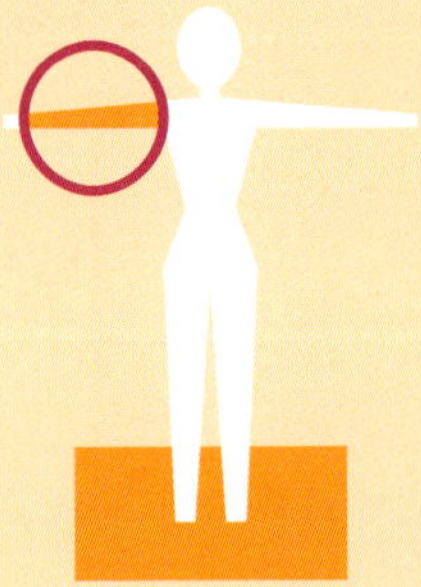

Go!

START

LOS GEHT'S!

	13. Tag	14. Tag	15. Tag	16. Tag	17. Tag	18. Tag
Knie-Liegestütz	10	PAUSE	10–5	12–6	6 superslow	15
Curl and kick	25		20–10	30	20–10	30
Liegestütz	6–3		7	8–2	6–4–2	10
Side bend	10		15	18	20	20–10

FAST GESCHAFFT!

	19. Tag	20. Tag	21. Tag	22. Tag	23. Tag	24. Tag
Curl and kick	25	30	PAUSE	30–10	15 superslow	bis max
Side bend	10–8	12		15	12 superslow	bis max
Knie-Liegestütz	10	10–5		12	8–8	bis max
Liegestütz	6–3	7		4 superslow	3–3	bis max

	1. Tag	2. Tag	3. Tag	4. Tag	5. Tag	6. Tag
Curl and kick	20	20–10	30	30–10	20 superslow	30–10
Knie-Liegestütz	5	8	10	5–5	8–5	10
Side bend	5	8	8 superslow	10	10–5	12
Liegestütz		2	3	4	3–2	5

	7. Tag	8. Tag	9. Tag	10. Tag	11. Tag	12. Tag
Curl and kick	PAUSE	20	25	30	35	bis max
Liegestütz		3	4	4–2	3–3	bis max
Side bend		10	15	18	20–10	bis max
Knie-Liegestütz		10	12	8 superslow	10–5	bis max

SO! WEITER

	25. Tag	26. Tag	27. Tag	28. Tag	29. Tag	30. Tag
Knie-Liegestütz	15	bis max	PAUSE	15	15–10	20
Curl and kick	20	bis max		30	30–20	40
Liegestütz	4–4	bis max		8	10	15
Side bend	15	bis max		15–10	20	20–10

ZIEL

Manchmal ist das Training echt hart

3

Dienstag

Tag 3: Ich komme schon an meine Grenzen. Na Bravo! Was am 1. Tag recht harmlos angefangen hat, wird bereits am 3. Tag zur unlösbaren Aufgabe. Die Übung »Beinbizeps«, die auf dem Bild gar nicht so gemein aussieht, hat es mehr als in sich und die Vorgabe »30–10« schaffe ich nicht am Stück. Mist! Dabei dachte ich, meine Beine wären (im Gegensatz zu meinen Armen) einigermaßen gut trainiert. Mein Po und meine Oberschenkel schmerzen und ich muss immer wieder zwischendurch absetzen. War es das jetzt etwa schon? Von wegen! Ich mache die 30–10 Wiederholungen! Zwar nicht am Stück, aber ich höre nicht auf, bevor ich die 40 vollhabe.

4

Mittwoch

Tag 4: Meine rechte Schulter ist verspannt. So sehr, dass ich kaum meinen Kopf in den Nacken legen kann. Aha. Wohl nicht richtig aufgewärmt und/oder die Übungen nicht sauber ausgeführt. Ich sitze morgens um 7 Uhr im Büro und wünsche mir ein Wärmepflaster. Weil meine Schulter so verspannt ist, halte ich Training natürlich für keine gute Idee. Wenn es keine Challenge wäre, würde ich sicher heute aussetzen, weil ich mit den Schulterschmerzen ja eine prima Ausrede habe. Aber Challenge ist Challenge und Ausreden sind nicht erlaubt. Und deshalb rolle ich abends wieder meine Sportmatte aus und mache mich ans Trainieren. Denn was mich nicht umbringt ...

5

Donnerstag

Tag 5: Ich beobachte einen spannenden Effekt: Das Training hemmt meinen Appetit. Normalerweise bin ich abends ziemlich ausgehungert und es kommt vor, dass ich die Kühlschranktür öffne, noch bevor ich die Jacke ausgezogen habe. Da ich jetzt nach der Arbeit aber immer zuerst Sport mache, bleibt der Kühlschrank erst mal zu (wer mal versucht hat, mit vollem Bauch 50 Crunches zu machen, weiß, warum). Und nach dem Sport? Da ist der Appetit zwar noch da, aber der fiese Heißhunger hat sich beruhigt und ich kann mich ganz entspannt in die Küche stellen und mein Ernährungskonzept-konformes Abendessen zaubern. Wenn das nicht genial ist!

6

Freitag

Tag 6: Heute habe ich keine Lust. Gar keine. Ich war die ganze Woche fleißig und es geht mit großen Schritten aufs Wochenende zu. Ich will nach der Arbeit was Schönes machen und Training gehört im Moment nicht dazu. Aber Kneifen gilt nicht. Auch mein Mann zeigt sich von meinem Gejammer unbeeindruckt und schiebt mich zu meiner Sportmatte. Also trainiere ich. Ausgerechnet heute sieht mein Trainingsplan die meisten Wiederholungen vor, aber da muss ich jetzt durch.

Ich würde jetzt gerne behaupten, dass die Lust dann im Laufe des Trainings kam. Aber das wäre gelogen. Und die 50 Wiederholungen beim Beinbizeps habe ich auch nicht auf einmal geschafft. Aber Fakt ist: Ich habe trotzdem trainiert. Und damit habe ich etwas Wichtiges gelernt: »Keine Lust« ist wirklich keine gute Ausrede, um das Training ausfallen zu lassen.

~~Keine~~ Lust!

Double Zone:
BAUCH & BEINE

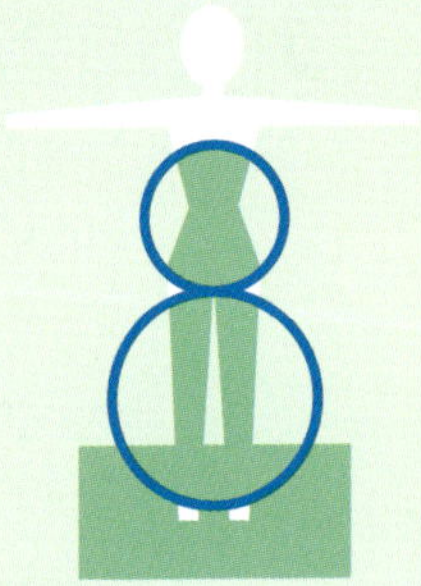

START

LOS GEHT'S!

18. Tag	17. Tag	16. Tag	15. Tag	14. Tag	13. Tag	
30	bis max	20–10	12 superslow	PAUSE	16	*U-Crunch**
30	bis max	24	18–10	PAUSE	20	*Pistole i. W.*
30	bis max	25–15	20	PAUSE	15 superslow	*Stufen-Crunch*
20	bis max	20–10	20	PAUSE	15	*Bulgarischer Ausfallschritt**

	19. Tag	20. Tag	21. Tag	22. Tag	23. Tag	24. Tag
*Beinbizeps mit gestr. Bein**	18	15–10	PAUSE	bis max	25	30
Pharaonen-Crunch	20	24	PAUSE	bis max	30	20
*Rotations-Crunch**	20	16 superslow	PAUSE	bis max	20–10	24
Ausfallschritt nach vorne	20	20–10	PAUSE	bis max	24	30

FAST GESCHAFFT!

	1. Tag	2. Tag	3. Tag	4. Tag	5. Tag	6. Tag
Stufen-Crunch	15	12–8	18	20	20–10	12 superslow
Beinbizeps	10	15–10	20	25	20–10	30
Criss-Cross-Crunch	10	16	20	20–10	24	30
Ausfallschritt nach vorne	10	16	18	20–10	24	30

12. Tag	11. Tag	10. Tag	9. Tag	8. Tag	7. Tag	
15–10	20	bis max	16	12	PAUSE	***Pistole i. W.***
20–10	20	bis max	10 superslow	18		***Criss-Cross-Crunch***
20	10–8	bis max	14	12		***Power side knee***
20–10	30	bis max	20–10	20		***Adduktion mit Gegendruck***

SO! WEITER

	25. Tag	26. Tag	27. Tag	28. Tag	29. Tag	30. Tag
Ausfallschritt nach vorne	20–10	24	bis max	PAUSE	30	30–20–10
Kerzen-Crunch*	20 superslow	30	bis max		30	30
Criss-Cross-Crunch	20	20	bis max		30	30
Adduktion mit Gegendruck	25	30	bis max		30	30

ZIEL

*Übungen für Fortgeschrittene oder Sie wählen die Basisübung auf derselben Seite.

Double Zone:

BAUCH & PO

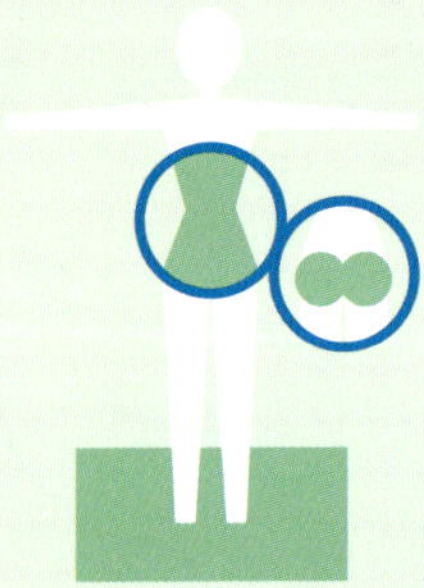

START

LOS GEHT'S!

18. Tag	17. Tag	16. Tag	15. Tag	14. Tag	13. Tag	
20	bis max	12 superslow	15	PAUSE	12	*Kerzen-Crunch*
20	bis max	16 superslow	20–10		20	*Criss-Cross-Crunc*
30	bis max	30	25		20	*Gluteu*
30	bis max	20–10	15 superslow		20	*Breite Kniebeuge*

GESCHAFFT!

FAST

	19. Tag	20. Tag	21. Tag	22. Tag	23. Tag	24. Tag
Stufen-Crunch	15	20	PAUSE	25–10	30	20 superslow
*Beinheben im Fauststütz**	12	15		20	15 superslow	20
Pharaonen-Crunch	20	20–10		15 superslow	20–10	30
Dirty Dog	15	15 superslow		25–15	30	40

	1. Tag	2. Tag	3. Tag	4. Tag	5. Tag	6. Tag
Stufen-Crunch	15	18	20	20–10	18 superslow	30
Dirty Dog	15	20	12 superslow	25	30	30–10
Criss-Cross-Crunch	16	20	12 superslow	18	20	20–10
Gluteus	15	20	20–10	25	20	35

12. Tag	11. Tag	10. Tag	9. Tag	8. Tag	7. Tag	
bis max	30–20	20–10	15–5	12	PAUSE	***Breite Kniebeugen***
bis max	20	12 superslow	18	12		***Prone leg lift***
bis max	20	15	12	10		***Power side knee***
bis max	24	20	18–8	16		***Pharaonen-Crunch***

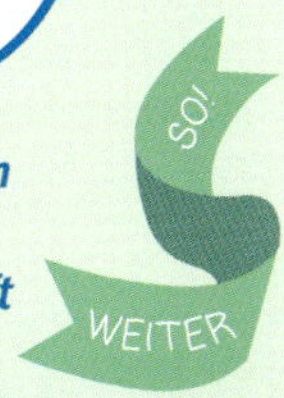

	25. Tag	26. Tag	27. Tag	28. Tag	29. Tag	30. Tag
Seitlicher Ausfallschritt*	16	20	24	PAUSE	30	30–10
Heavy back up*	10	14	10 superslow		15	18
Pharaonen-Crunch	20	16 superslow	30		40	30–10
Criss-Cross-Crunch	20	20–10	30		40	30–20

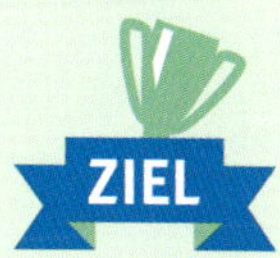

*Übungen für Fortgeschrittene oder Sie wählen die Basisübung auf derselben Seite.

Wenn der blöde Muskelkater nicht wäre ...

Tag 7: Mein erster Pausentag. Und der kommt genau richtig. Nicht weil ich von der ersten Woche völlig fertig und erschöpft bin, sondern weil ich heute 8 Stunden auf den Beinen war. Abends falle ich hundemüde ins Bett, kann keinen Muskel mehr bewegen und an Sport ist nicht zu denken. Aber ich kann die erste Woche ein bisschen Revue passieren lassen:

7
Samstag

- Die Übungen sind machbar.
- Die Wiederholungen sind es nicht (immer).
- Hätte mir jemand vor einer Woche gesagt »Du machst in 6 Tagen 50 Beinbizeps-Übungen und 14 Knie-Liegestütz«, hätte ich ihm wahrscheinlich einen Vogel gezeigt. Aber ich habe es geschafft.
- Es ist unglaublich anstrengend.

Tag 8: Eine Woche ist geschafft! Und während ich stolz wie Oskar diesen Mini-Meilenstein feiere, scheint die neue Sportlichkeit auf die Menschen in meiner Umgebung abzufärben: Mein Mann geht jetzt jeden Tag laufen, seit ich auch jeden Tag Sport mache (vielleicht auch, weil er mein Fluchen beim Trainieren nicht hören will). Freunde und Kollegen fragen inzwischen nach diesem Programm und immer wieder höre ich: »30 Tage? Ja, das

8
Sonntag

klingt machbar.« Ich sonne mich in der Aufmerksamkeit und denke mir: 30 Tage klingen machbar? Wenn die wüssten! Ich habe erst eine Woche hinter mir und ich schwitze, stöhne und fluche. Die Zeiten, in denen ich auf dem Crosstrainer gemütlich in Zeitschriften geblättert habe, sind definitiv vorbei.

9

Montag

Tag 9: Ich wünschte, ich könnte im Stehen pinkeln. Ernsthaft. Obwohl das Trainingsset für die neue Woche gestern recht harmlos daherkam (am Anfang halten sich die Wiederholungen ja immer in Grenzen), habe ich heute Morgen ganz fiesen Muskelkater in Po und Oberschenkeln. In die Hocke zu gehen ist fast unmöglich. Das heißt, Dinge, die sich in unteren Schubladen befinden, können heute nicht verwendet werden. Aber ich habe gehört: Gegen Muskelkater hilft Bewegung! Dann trifft es sich ja gut, dass ich heute Abend wieder trainiere. Bäh.

Im Laufe des Tages wird der Muskelkater noch gemeiner und die Lust auf das abendliche Training schwindet. Aber Challenge ist Challenge und deshalb breite ich abends meine Sportmatte aus – und ich leide. Der Ausfallschritt (Wiederholungen 30–20!) ist wirklich schmerzhaft und ich muss die Zähne zusammenbeißen. Ich schaffe das Set mit Müh und Not und rede mir ein, dass der Muskelkater bis morgen sicher besser wird.

Expertentipp: Muskelkater

Schmerzende Muskeln, eingeschränkte Beweglichkeit, alles tut weh. Wer kennt ihn nicht – den Muskelkater? Muskelkater ist das Ergebnis von körperlicher Überforderung und falschem Ehrgeiz. Durch ungewohnte Belastungen oder zu intensives Training werden Muskelfasern verletzt. Es kommt zu schmerzhaften Muskelanschwellungen. Der Körper beginnt sofort mit Reparaturmaßnahmen. Den Muskelkater mit intensivem Training wegzutrainieren wäre keine gute Idee. Es käme zu größeren Verletzungen und das Training müsste für längere Zeit ganz unterbrochen werden. Ideal ist ein moderates Training, um den Stoffwechsel anzuregen. Dadurch wird die Durchblutung gefördert und alle notwendigen Baustoffe können leichter zur Baustelle transportiert werden. Zügiges Gehen, Radfahren oder Schwimmen sind besonders geeignet, da sie den ganzen Körper miteinbeziehen.

Die beste Vorbeugung gegen Muskelkater sind:

- das Training langsam zu beginnen und stufenweise zu steigern, und
- regelmäßiges Training. So ist der Stoffwechsel immer aktiv und die Koordination der Muskeln optimal.

10

Dienstag

Tag 10: Heute befinde ich mich in einem Dilemma (abgesehen von dem gemeinen Muskelkater, der übrigens keinen Deut besser geworden ist): Es verspricht der vielleicht letzte schöne Tag in diesem Sommer zu werden und deshalb will ich nach der Arbeit spontan in den Biergarten. Schöne Idee. Aber Moment ... wann absolviere ich dann meine Trainingseinheit? Training nach dem Biergarten? Bäääh! Also fahre ich nach der Arbeit zähneknirschend nach Hause, um mein Work-out zu machen, und denke mir: Was für ein blöder Monat für eine Challenge. Aber natürlich gibt es in jedem Monat Events, die meinem Trainingsplan im Weg stehen, deshalb muss ich lernen, beides unter einen Hut zu kriegen. Also trainiere ich trotz Muskelkater und gehe erst anschließend in den Biergarten – auch wenn's schwerfällt.

11

Mittwoch

Tag 11: »Fass mal hier an!«, rufe ich meinem Mann zu und halte ihm meinen angespannten Oberarm unter die Nase. Elf Tage und ich bilde mir ein, dass ich jetzt tatsächlich eine Veränderung spüre. Ich spanne noch mal meinen Oberarm und kann kaum glauben, was ich fühle und sogar sehe: richtige Muskeln! Meine Arme waren schon immer eher schwächlich und ein bisschen unförmig und plötzlich scheinen sie definierter. Auch mein Mann zeigt sich beeindruckt, vielleicht nur, weil er mich weiter motivieren will, vielleicht aber doch, weil er es auch sieht. Das erste große Erfolgserlebnis. Und damit geht das Training viel leichter von der Hand!

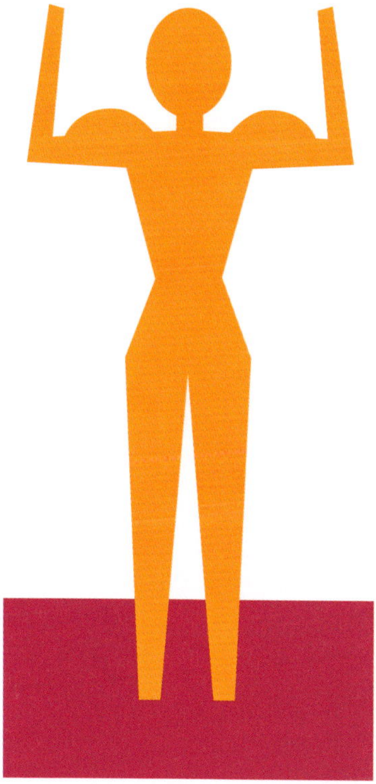

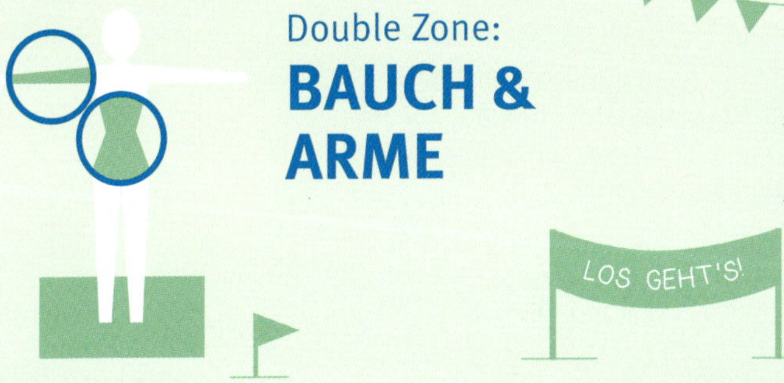

Double Zone:

BAUCH & ARME

START

18. Tag	17. Tag	16. Tag	15. Tag	14. Tag	13. Tag	
30–20	40	bis max	35	PAUSE	30	*Curl and kic*
15 superslow	20–10	bis max	20		15	*Kerzen-Crunc*
8 superslow	12	bis max	10 superslow		8	*Knie-Liegestü*
20–10	30	bis max	24		20	*Criss-Cross-Crunc*

	19. Tag	20. Tag	21. Tag	22. Tag	23. Tag	24. Tag
Knie-Liegestütz	12	16	PAUSE	10 superslow	12–6	bis max
*U-Crunch**	15	20		30	20 superslow	bis max
Liegestütz	3	4		6	4–3–2	bis max
Stufen-Crunch	25	30		35	40	bis max

GESCHAFFT!

FAST

	1. Tag	2. Tag	3. Tag	4. Tag	5. Tag	6. Tag
Stufen-Crunch	15	20	20–10	15 superslow	20–10–5	bis max
Criss-Cross-Crunch	18	20	20–10	24	30	bis max
Knie-Liegestütz	10	10–5	12	8 superslow	14	bis max
Side bend	10	15	12–6	10	15–5	bis max

	7. Tag	8. Tag	9. Tag	10. Tag	11. Tag	12. Tag
Power side knee	PAUSE	10	12	15	18	20–10
Side bend		15	15–5	10 superslow	20	20–5
Stufen-Crunch		15	20	30	30–10	20 superslow
Curl and kick		20	30	40	40–20	20 superslow

SO! WEITER

	25. Tag	26. Tag	27. Tag	28. Tag	29. Tag	30. Tag
Stufen-Crunch	40–10	50	30–20–10	PAUSE	40–20	40
*Versetzte Knie-Liegestütz**	6	10	10 superslow		8–6–4	10–8
*Rotations-Crunch**	16	20	20–10		16 superslow	20
Side bend	12–6	20	24		20–10	25

ZIEL

*Übungen für Fortgeschrittene oder Sie wählen die Basisübung auf derselben Seite.

Double Zone:

BEINE & PO

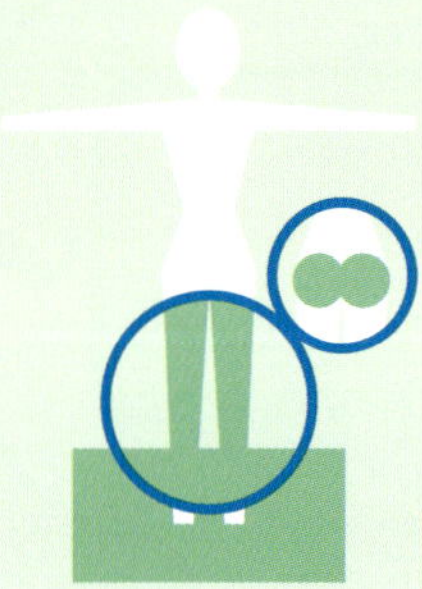

START

Go!

LOS GEHT'S!

18. Tag	17. Tag	16. Tag	15. Tag	14. Tag	13. Tag	
20	20–10	12 superslow	20	PAUSE	12	***Bulgarischer Ausfallschritt****
30–20	40	20 superslow	30–20		30	***Beinbizeps***
20–10	25	20	15		12	***Adduktion in Seitstütz****
30–20	40	30	20 superslow		30	***Gluteus***

GESCHAFFT!

FAST

	19. Tag	20. Tag	21. Tag	22. Tag	23. Tag	24. Tag
Seitlicher Ausfallschritt*	14	20	PAUSE	bis max	20	30
Pistole i. W.	20	15–10		bis max	30	25
Dirty Dog	15–10	20		bis max	25	25–10
Adduktion mit Gegendruck	20	25		bis max	20–10	25

	1. Tag	2. Tag	3. Tag	4. Tag	5. Tag	6. Tag
Ausfallschritt nach vorne	12	16	20	30	bis max	20–10
Breite Kniebeugen	15	20	30	20 superslow	bis max	30–20
Beinbizeps	15	20	15 superslow	20–10	bis max	30–10
Gluteus	20	20–10	12–15	30	bis max	40

12. Tag	11. Tag	10. Tag	9. Tag	8. Tag	7. Tag	
bis max	12 superslow	30	24	18	PAUSE	***Pistole i. W.***
bis max	15 superslow	30–20	30	20		***Dirty Dog***
bis max	30–20	40	30	20		***Adduktion mit Gegendruck***
bis max	15	20 superslow	24	18		***Prone leg lift***

SO! WEITER

	25. Tag	26. Tag	27. Tag	28. Tag	29. Tag	30. Tag
Beinbizeps mit gestr. Bein*	15	20–10	12 superslow	PAUSE	20	30
Beinheben im Fauststütz*	12	20–10	25		25–10	30
Ausfallschritt nach vorne	20	25	30		20–10	30
Breite Kniebeugen	15	20 superslow	20–10		30	40

ZIEL

*Übungen für Fortgeschrittene oder Sie wählen die Basisübung auf derselben Seite

Challenge und Alltag – gar nicht so einfach

12
Donnerstag

Tag 12: Heute hat mein Mann Geburtstag und wir wollen uns einen schönen Tag machen. Ausschlafen, lange frühstücken, bummeln und essen gehen. Moment, irgendwo muss hier noch mein Work-out reinpassen. Damit der Tag trotzdem nicht unterbrochen wird, stehe ich ganz früh auf und rolle meine Sportmatte aus. Leider habe ich die Rechnung ohne meinen Mann gemacht, der, noch bevor ich die Sportschuhe anhabe, voller Erwartung im Türrahmen steht und bespaßt werden will. Das Training wird auf später verschoben, aber ich finde tatsächlich im Laufe des Tages noch eine Lücke – mein Mann geht nämlich trotz Geburtstag auch laufen.

13
Freitag

Tag 13: Gestern hat sich dann doch der Schlendrian bei mir eingeschlichen. Ich habe viel gegessen, Sekt getrunken und mein Work-out schnell hinter mich gebracht. Und genau das war falsch. Ich habe mir Motivation von der Trainerin geholt und ihr stolz von meinen bisherigen Erfolgen erzählt. Als hätte sie mir es an der Nasenspitze angemerkt, gratuliert sie mir zwar, sagt aber, wie wichtig es ist, sich beim Training zu konzentrieren. Das Fazit: Wenn ich es nicht richtig mache, kann ich es auch gleich lassen. Deshalb gebe ich mir heute besonders Mühe. Ich konzentriere mich bei den Übungen und mache so viele Wiederholungen, bis ich wirklich schwitze. Und das Gefühl danach ist viel besser: Das Training wurde nicht einfach nur »abgehakt«, sondern ich merke, dass ich wirklich gearbeitet habe.

14
Samstag

Tag 14: Es ist Wochenende, Pausentag, und heute treffen wir uns mit Freunden zum nachträglichen Geburtstagsbrunch und anschließenden Ausgehen. Und da ist er wieder, der Ernährungsschlendrian. Ich genieße das Brunch-Büfett und die Drinks am Abend und ganz ehrlich: Mein schlechtes Gewissen hält sich in Grenzen. Schließlich mache ich 6-mal pro Woche Sport. Trotzdem nehme ich mir vor, nächste Woche wieder etwas mehr auf meine Ernährung zu achten. Abgenommen habe ich bisher nämlich gar nicht, obwohl ich tapfer Salat gegessen und Süßes verschmäht habe. Aber vielleicht ist es auch übertrieben, eine Sport-Challenge mit einer Ernährungs-Challenge zu kombinieren?

15
Sonntag

Tag 15: Die Hälfte ist geschafft! Und zur Belohnung gibt es heute ein ganz besonderes Work-out: Morgen wird Sperrmüll abgeholt und im Keller steht eine komplette Küche. Eigentlich wollten wir Freunde um Hilfe bitten, beschließen aber, es erst mal alleine zu versuchen. Und siehe da: Meine schwächlichen Ärmchen schaffen wesentlich mehr als gedacht. Hatte ich bis vor zwei Wochen noch Probleme damit, Sprudelkästen zu schleppen, trage ich jetzt zusammen mit meinem Mann eine riesige Arbeitsplatte die Treppe hoch und über den Hof. Wir schaffen tatsächlich die ganze Küche alleine raus und ich merke: Ich bin stärker geworden.

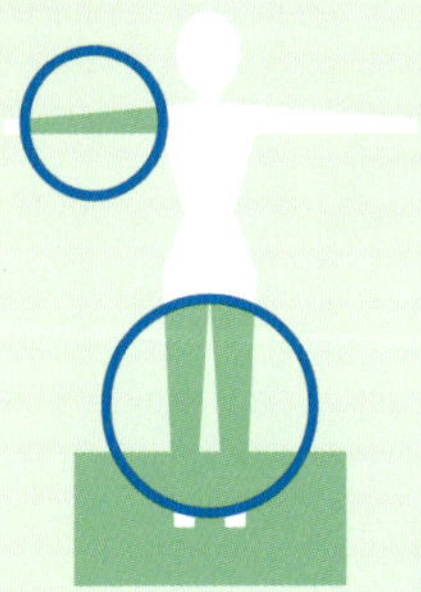

Double Zone:
BEINE & ARME

Go!

START

LOS GEHT'S!

18. Tag	17. Tag	16. Tag	15. Tag	14. Tag	13. Tag	
25	15 superslow	20–10	15	PAUSE	12	***Bulgarischer Ausfallschritt****
30	20–10	25	20		15	***Beinbizeps mit gestr. Bein****
15	10–8	15	10		8	***Military press****
15–5	15	10–8	12		10	***Knie-Liegestütz***

	19. Tag	20. Tag	21. Tag	22. Tag	23. Tag	24. Tag
Ausfallschritt nach vorne	30	bis max	PAUSE	40	40–20	30
Pistole i. W.	30	bis max		30	20–10	30
Versetzte Knie-Liegestütz*	10	bis max		12	16	20
Curl and kick	30	bis max		40	30–20	25

GESCHAFFT! FAST

	1. Tag	2. Tag	3. Tag	4. Tag	5. Tag	6. Tag
Ausfallschritt nach vorne	15	20	30	30–10	20	bis max
Curl and kick	20	25	30	35	20 superslow	bis max
Beinbizeps	15	20	15 superslow	30	25–15	bis max
Side bend	10	15	20	20–10	12 superslow	bis max

	7. Tag	8. Tag	9. Tag	10. Tag	11. Tag	12. Tag
Pistole i. W.	PAUSE	16	20	bis max	24	30
Adduktion mit Gegendruck		20	25	bis max	30	30–10
Knie-Liegestütz		10	12	bis max	15	15–10
Side lift*		8	10	bis max	12	10–8

	25. Tag	26. Tag	27. Tag	28. Tag	29. Tag	30. Tag
Pistole seitlich*	12	15	bis max	PAUSE	30	35
Beinbizeps	30	25–10	bis max		30–20	40
Side bend	15	20–10	bis max		15	20
Trizeps-Liegestütz*	1	2	bis max		3	4

ZIEL

*Übungen für Fortgeschrittene oder Sie wählen die Basisübung auf derselben Seite.

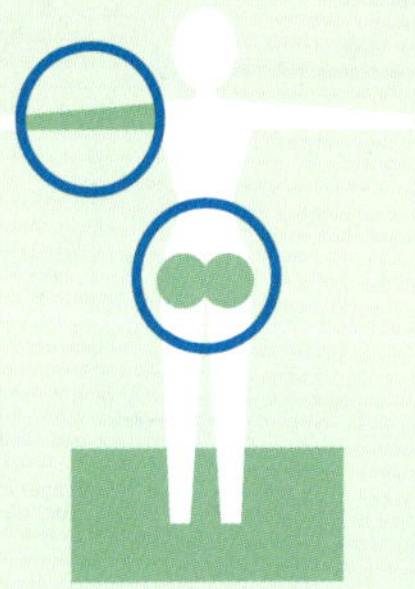

Double Zone:
PO & ARME

Go!

START

LOS GEHT'S!

	13. Tag	14. Tag	15. Tag	16. Tag	17. Tag	18. Tag
Seitlicher Ausfallschritt	15	PAUSE	20	20–10	25	bis max
Beinheben im Fauststütz*	15		20	25	15 superslow	bis max
Knie-Liegestütz	12		16	10 superslow	15	bis max
Liegestütz	2		3	3–2	4	bis max

	19. Tag	20. Tag	21. Tag	22. Tag	23. Tag	24. Tag
Leg side up*	12	15	PAUSE	10 superslow	20	bis max
Heavy back up*	10	12		15	20	bis max
Side bend	12	15		20	15	bis max
Versetzte Knie-Liegestütz*	6	8		10	15	bis max

GESCHAFFT!

FAST

	1. Tag	2. Tag	3. Tag	4. Tag	5. Tag	6. Tag
Breite Kniebeugen	20	20–10	25	30	30–20	bis max
Prone leg lift	10	15	10 superslow	15	20	bis max
Knie-Liegestütz	10	10	12	10–5	15	15 superslow
Side bend	10	12	10 superslow	15	12–8	bis max

12. Tag	11. Tag	10. Tag	9. Tag	8. Tag	7. Tag	
40	30	25	20	15	PAUSE	***Dirty Dog***
30	20 superslow	30	15 superslow	20		***Gluteus***
10 superslow	15	12	10	8		***Military press****
15	10–5	12	10	8		***Side lift****

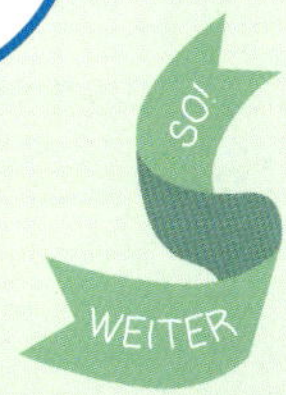

	25. Tag	26. Tag	27. Tag	28. Tag	29. Tag	30. Tag
Breite Kniebeugen	20	30–20	40	PAUSE	40–20	50
Gluteus	25	30–20	40		40–20	50
Knie-Liegestütz	15	12–6	15		15–5	20
Trizeps-Liegestütz*	2	3	3–2		4	5

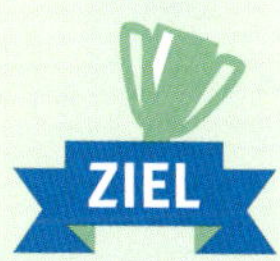

*Übungen für Fortgeschrittene oder Sie wählen die Basisübung auf derselben Seite.

Überraschung: Die Challenge ist ansteckend!

16
Montag

Tag 16: Ich habe das Gefühl, dass sich meine Kondition verbessert hat. Treppensteigen ist plötzlich ganz easy, ich bin nach der Arbeit nicht mehr so erschöpft und ich absolviere das Training leichter. Die Hälfte der Challenge ist um und ich beschließe, dass es Zeit für eine Belohnung ist. Wer 6-mal die Woche Sport macht, braucht auch viele schicke Sporttops und Shorts (passend zu den Schuhen). Deshalb widme ich mich ausgiebig dem Internetshopping und bestelle ein paar fesche neue Sportoutfits.

17
Dienstag

Tag 17: »Schatz, kannst du mir mal deinen Trainingsplan rauslegen?«, fragt mein Mann mich doch tatsächlich ganz unschuldig beim Abendessen. Das Laufen sei ja ganz gut, aber so ein bisschen Bauchmuskeltraining würde ihn auch interessieren. Mein Mann will mitmachen und ich bin begeistert! Das ist fast so, als würde er mal Highheels tragen oder sich die Beine epilieren. Soll er ruhig mal sehen, wie anstrengend so ein Bauch-Beine-Po-Arme-Programm ist. Ich lache mir ins Fäustchen und gebe ihm ganz unschuldig den Trainingsplan ...

18
Mittwoch

Tag 18: Es beruhigt mich zu hören, dass mein Mann bei den Übungen mindestens so laut flucht wie ich. Doch während er flucht, muss ich eine außerplanmäßige Pause einlegen: Es passiert das, was bei einer Challenge auf keinen Fall passieren sollte: Ich werde krank. Ich liege mit einer dicken Erkältung flach und ich weiß: Heute kann ich keinen Sport machen. Challenge hin oder her, wer richtig krank ist, muss sich schonen. Und ich nehme mir die Auszeit, liege im Bett und schaue gefühlte 10 Folgen meiner Lieblingsserie. Aber aufgegeben wird nicht! Was ich heute verpasse, hole ich auf jeden Fall nach.

19
Donnerstag

Tag 19: Bei der Arbeit höre ich heute einen sehr inspirierenden Vortrag zum Thema »Veränderungen« und die Frage, wie man Sport in seinen Alltag einbaut, ist tatsächlich ein großes Thema darin. Zwei wichtige Erkenntnisse, die ich mitnehme: Für Veränderungen braucht man »Leichtigkeit statt Überwindung« (deshalb ist die Wahl des richtigen Sports so wichtig!) und »Weniger ist mehr«. Da ich gern zu Hause Sport treibe, bin ich mit der Wahl des Trainings sehr zufrieden, aber das Weniger-ist-mehr-Motto spukt mir im Kopf herum. Natürlich wollte ich in den 30 Tagen auch meine Ernährung perfektionieren, aber es braucht schon viel Motivation, jeden Tag gegen den inneren Schweinehund zu kämpfen und sich auf die Sportmatte zu schwingen. Dabei auch noch auf Schokokekse zu verzichten, ist echt nicht leicht. Deshalb lockere ich meine Vorgaben und esse einen Keks (oder zwei oder drei). Und fühle mich weniger-ist-mehr-mäßig entspannt.

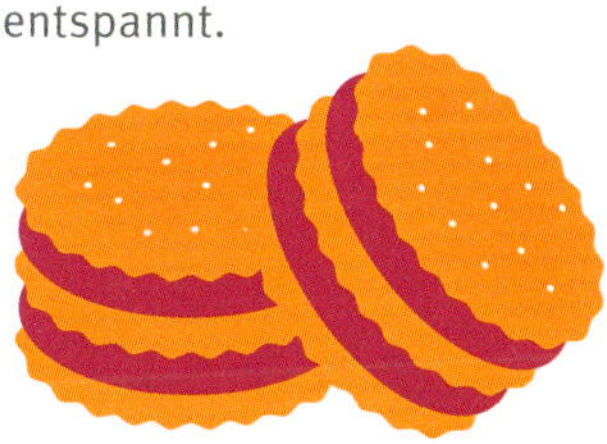

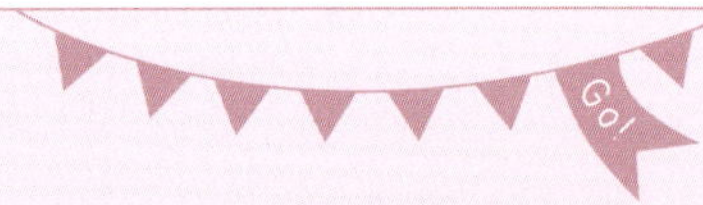

Triple Zone:

BAUCH, BEINE & PO

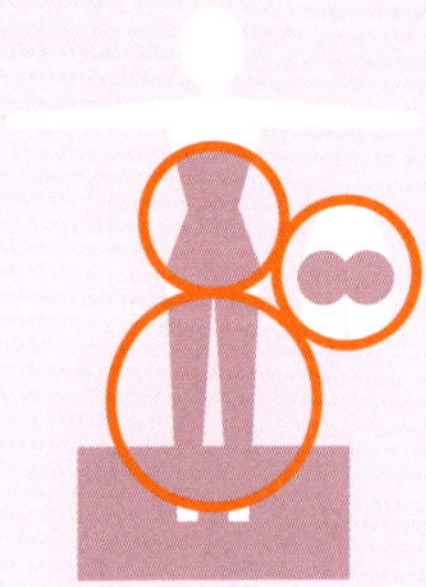

START

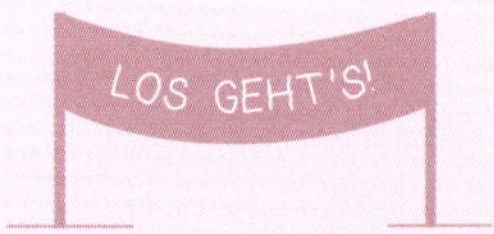

18. Tag	17. Tag	16. Tag	15. Tag	14. Tag	13. Tag	
bis max	30–20–10	15 superslow	20–10	PAUSE	40	*Breite Kniebeugen*
bis max	20–10	25	20		15	*Prone leg lif*
bis max	20	18 superslow	20–10		20	*Criss-Cross-Crunch*
bis max	20–10	20	18		12	*Pistole i. W*

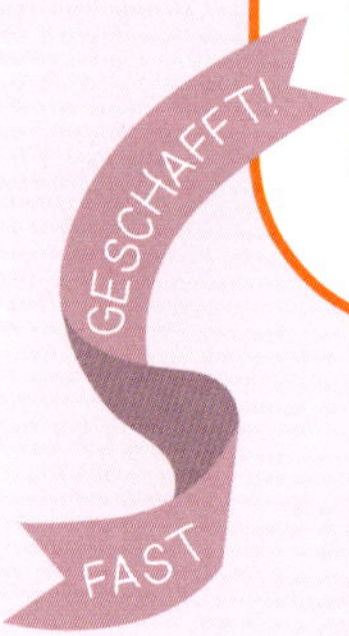

	19. Tag	20. Tag	21. Tag	22. Tag	23. Tag	24. Tag
Stufen-Crunch	25	35	20 superslow	PAUSE	40	40–20
Power side knee	15	20	20–10		20	30
*Beinbizeps mit gestr. Bein**	20	20–10	20–10		20–10–5	30
*Seitlicher Ausfallschritt**	18	20	20		20–10	30

	1. Tag	2. Tag	3. Tag	4. Tag	5. Tag	6. Tag
Ausfallschritt nach vorne	18	20–10	24	30	30–10	bis max
Beinbizeps	20	20–10	15 superslow	25	30–10	bis max
Stufen-Crunch	20	15 superslow	20	15 superslow	20–20	bis max
Gluteus	20	25	15 superslow	20–10	30	bis max

	7. Tag	8. Tag	9. Tag	10. Tag	11. Tag	12. Tag
Pharaonen-Crunch	PAUSE	20	18 superslow	24	bis max	30
Criss-Cross-Crunch		20	20–10	16 superslow	bis max	16 superslow
Breite Kniebeugen		20	15 superslow	20–10	bis max	30
Adduktion mit Gegendruck		20	25	30	bis max	20 superslow

	25. Tag	26. Tag	27. Tag	28. Tag	29. Tag	30. Tag
Gluteus	20	15 superslow	PAUSE	30	20 superslow	bis max
Bulgarischer Ausfallschritt*	15	20		20–10	30	bis max
Leg side up *	15	20		20–10	15 superslow	bis max
U-Crunch*	15	15 superslow		20	25	bis max

*Übungen für Fortgeschrittene oder Sie wählen die Basisübung auf derselben Seite

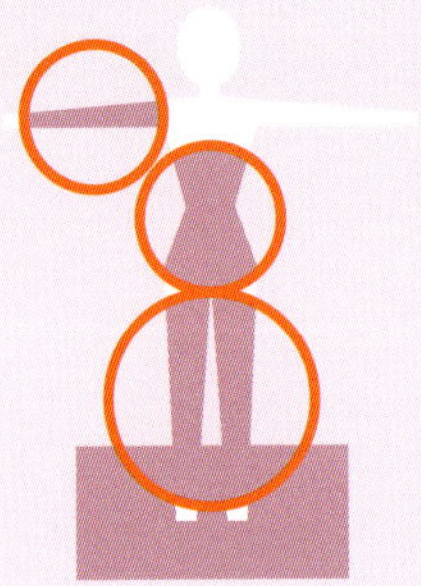

Triple Zone:
BAUCH, BEINE & ARME

START

LOS GEHT'S!

18. Tag	17. Tag	16. Tag	15. Tag	14. Tag	13. Tag	
10	5 superslow	7	6–4	PAUSE	8	*Knie-Liegestütz*
12	10–5	14	12		8	*Side lift**
30	20 superslow	25	20		15	*Beinbizeps*
40	25–15	30	25		20	*Stufen-Crunch*

	19. Tag	20. Tag	21. Tag	22. Tag	23. Tag	24. Tag
*Rotations-Crunch**	12	18	PAUSE	20	20–10	30
Pharaonen-Crunch	18	20		30	30	20 superslow
*Bulgarischer Ausfallschritt**	12	18		20	25	30
*Versetzte Knie-Liegliegestütz**	8	7–3		9	10	12

FAST GESCHAFFT!

	1. Tag	2. Tag	3. Tag	4. Tag	5. Tag	6. Tag
Stufen-Crunch	15	20	20–10	15 superslow	20	25
Power side knee	12	15	18	15 superslow	20	20–10
Ausfallschritt nach vorne	15	20	20–10	30	30	30–20
Knie-Liegestütz	6	6–2	7	4–3	7	8

12. Tag	11. Tag	10. Tag	9. Tag	8. Tag	7. Tag	
bis max	20–10	16 superslow	20	16	PAUSE	**Pistole i. W.**
bis max	20	20 superslow	25	20		**Beinbizeps mit gestr. Bein***
bis max	20 superslow	24	20	16		**Criss-Cross-Crunch**
bis max	18	16	14	12		**Side bend**

	25. Tag	26. Tag	27. Tag	28. Tag	29. Tag	30. Tag
Pistole seitlich*	12	15	20	PAUSE	30–10	40
Beinbizeps	20	25	30		40	40
Handstütz-Crunch*	12	14	10 superslow		15	20
Military press*	6	5–2	7		8–4	12

ZIEL

*Übungen für Fortgeschrittene oder Sie wählen die Basisübung auf derselben Seite.

Man(n) sieht was – das Training wirkt!

20
Freitag

Tag 20: Heute habe ich mich auf die Waage gestellt. Die schlechte Nachricht: Ich werde nach 30 Tagen Sport vermutlich nicht 5 Kilo leichter sein. Die gute Nachricht: Ich bin mit dem Ergebnis trotzdem zufrieden! Ich habe jetzt etwa ein Kilo weniger auf der Waage als zu Beginn des Programms. Warum nur so wenig? Ich ernähre mich zwar gesund, aber wer jeden Tag Motivation zum Sport aufbringen muss, tut sich eventuell schwer damit, sich nicht hin und wieder mit einem (oder zwei) Schokokeksen zu belohnen. Es gab in den letzten Wochen Geburtstage und Betriebsfeiern, bei denen ich ganz entspannt gegessen habe, und es gab einen Tag, an dem ich krank im Bett lag und Nutella-Toasts verputzt habe. Das ist der erste Grund, warum ein Kilo weniger gar nicht schlecht ist. Der zweite und viel wichtigere: Egal, welche Zahl mir die Waage anzeigt, die Ergebnisse sind sichtbar! Während ich aktuell Arme und Oberschenkel bewundere, sagt mein Mann, dass auch meine Taille schmaler geworden ist. Wer braucht 3 Kilo weniger auf der Waage, wenn er besser in Form ist?

21
Samstag

Tag 21: Wegen eines Krankheitstags mache ich heute keine Pause. Den Trainingsplan führe ich einfach fort, ohne einen Tag zu überspringen. Heute bin ich auf einem

Junggesellinnenabschied und mache bei den Mädels fleißig Werbung für die Challenge – eine Horde angeheiterter Damen ist schließlich die perfekte Zielgruppe für ein Bauch-Beine-Po-Arme-Programm. Ich bin kurz davor, allen anzubieten, einmal meinen Oberarmbizeps oder meinen Oberschenkel anzufassen, kann mich aber gerade noch zurückhalten.

22
Sonntag

Tag 22: Während ich an Tag 22 schon Land in Sicht sehe, ist mein Mann bei Tag 6 angelangt – und er flucht noch lauter als ich am Anfang. Aber die Ergebnisse lassen sich nicht wegdiskutieren: Seine erste Woche war die Bauchwoche und seine Bauchmuskeln sind schon nach der kurzen Zeit beneidenswert. Seine Ausgangssituation war allerdings besser als meine: Er hat nicht wie ich einen kleinen Schwimmring um den Bauch, der die Bauchmuskeln versteckt. Mein großer Bauchauftritt kommt noch!

23
Montag

Tag 23: Habe abgenommen, obwohl ich zwischendurch genascht habe. Ich bin glücklich. Und stolz. Und ein bisschen angefixt. So langsam stellt sich die Frage: Wie geht es nach den 30 Tagen weiter? Genug Motivation ist da.

24
Dienstag

Tag 24: Heute steht eine Betriebsfeier an, und da es bei diesen Gelegenheiten auch mal später werden kann, absolviere ich mein Sportprogramm schon morgens. Hoch motiviert mache ich dann bei den Kollegen ordentlich Werbung für die Challenge und alle zeigen sich begeistert. Mal sehen, wer sich später wirklich an die Challenge traut – ich werde das bei Gelegenheit mal abfragen.

Triple Zone:

BAUCH, PO & ARME

Go!

START

LOS GEHT'S!

18. Tag	17. Tag	16. Tag	15. Tag	14. Tag	13. Tag	
50	30–20	40	30	PAUSE	25	***Curl and kick***
20	10 superslow	15	12		10	***Knie-Liegestütz***
30	20 superslow	30	20–10		20	***Pharaonen-Crunch***
20	14	12	8–4		10	***Heavy back up****

	19. Tag	20. Tag	21. Tag	22. Tag	23. Tag	24. Tag
Criss-Cross-Crunch	14	20	PAUSE	20–10	20–10–8	bis max
Beinheben im Fauststütz*	20	20–10		25	20 superslow	bis max
Side lift*	10	8–8		12–4	15	bis max
Power side knee*	10	12		16	18	bis max

GESCHAFFT!

FAST

	1. Tag	2. Tag	3. Tag	4. Tag	5. Tag	6. Tag
Stufen-Crunch	20	25	20–10	30	bis max	15 superslow
Power side knee	15	20	18–8	20	bis max	15
Dirty Dog	20	25	20 superslow	25	bis max	30
Side bend	10	15	10–8	15	bis max	15–5

	7. Tag	8. Tag	9. Tag	10. Tag	11. Tag	12. Tag
Breite Kniebeugen	PAUSE	20	30	15 superslow	40	bis max
Leg side up*		12	15	12 superslow	20	bis max
Criss-Cross-Crunch*		10	18	20	20–10	bis max
Knie-Liegestütz		8	8–4	10	12	bis max

	25. Tag	26. Tag	27. Tag	28. Tag	29. Tag	30. Tag
Pharaonen-Crunch	20	20–10	20–10–8	PAUSE	30	40
Leg side up*	15	20	30–20		20 superslow	30
Beinheben im Fauststütz*	15–10	20	20–10		15 superslow	30
Liegestütz	3	4–2	6		5–4–3	6

ZIEL

*Übungen für Fortgeschrittene oder Sie wählen die Basisübung auf derselben Seite.

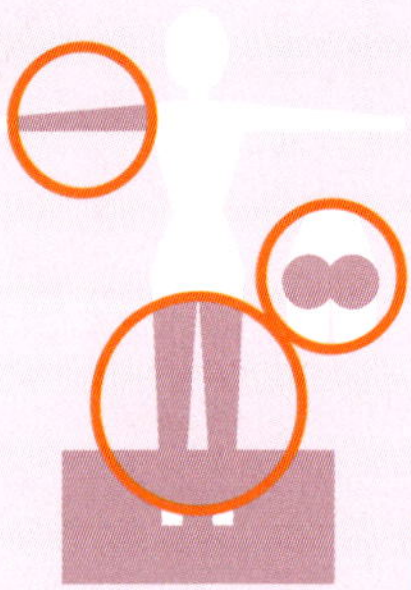

Triple Zone:
BEINE, PO & ARME

18. Tag	17. Tag	16. Tag	15. Tag	14. Tag	13. Tag	
bis max	20 superslow	40	30	PAUSE	20	***Curl and kick***
bis max	12–6	8–6	12		10	***Versetzte Knie-Liegestütz****
bis max	25	20 superslow	30		20	***Beinbizeps***
bis max	25	20 superslow	30–20–10		30	***Gluteus***

	19. Tag	20. Tag	21. Tag	22. Tag	23. Tag	24. Tag
Bulgarischer Ausfallschritt*	12	18	PAUSE	18–10	20	25
Adduktion mit Gegendruck	20	25		20 superslow	25	30
Beinheben im Fauststütz*	15	20		20–10	30	40
Military press*	6	4–4		10	8–6	12

	1. Tag	2. Tag	3. Tag	4. Tag	5. Tag	6. Tag
Ausfallschritt nach vorne	18	20	20–10	30	30–10	40
Adduktion mit Gegendruck	20	25	20 superslow	30	40	20 superslow
Dirty Dog	20	25	30–20	20 superslow	40–20	30–20–10
Knie-Liegestütz	8	10	4–3–2	7	7–3	10

12. Tag	11. Tag	10. Tag	9. Tag	8. Tag	7. Tag	
40	20 superslow	bis max	30–10	20	PAUSE	**Breite Kniebeugen**
25	20–10–5	bis max	15–10	15		**Prone leg lift**
30	20	bis max	20	12		**Adduktion im Seitstütz***
20	18	bis max	15	10		**Side bend**

SO! WEITER

	25. Tag	26. Tag	27. Tag	28. Tag	29. Tag	30. Tag
Leg side up *	12	15–10	25	PAUSE	30	bis max
Heavy back up*	12	18	20–10		15 superslow	bis max
Pistole i. W.	16	20–10	30–20–10		25	bis max
Trizeps-Liegestütz*	2	3	4		5	bis max

ZIEL

*Übungen für Fortgeschrittene oder Sie wählen die Basisübung auf derselben Seite.

Endspurt!

25
Mittwoch

Tag 25: Die letzte Woche bricht an! Mein Mann sagt zu mir: »Der untere Teil deiner Oberschenkel (dort schmerzt die Beinbizeps-Übung am meisten!) ist jetzt so definiert, dass der obere Teil dick aussieht.« Ich muss kurz nachdenken, ob das gut oder schlecht ist. Beschließe dann aber, es als Erfolg zu verbuchen. Jetzt muss ich also nur noch dem oberen Teil meiner Schenkel den Kampf ansagen und zack – habe ich Storchenbeine.

26
Donnerstag

Tag 26: Spontaner Pausentag. Ihr erinnert euch noch an das Biergarten-Dilemma von Tag 10? Heute war ich klüger: Ich war nach der Arbeit mit einer Freundin zum Abendessen verabredet. Anschließend wollten wir noch was trinken. Aber heute hatte ich keinen Sportdruck, weil ich spontan beschlossen habe, den Pausentag am Samstag zu tauschen. Heißt: heute Pause, am Samstag Sport. Finde ich clever. Hätte ich auch früher drauf kommen können. Klappt aber leider auch nur einmal die Woche. Wer also häufiger Dates nach der Arbeit hat, muss sich was anderes einfallen lassen.

27
Freitag

Tag 27: Heute komme ich – kein Scherz – zum ersten Mal auf die Idee, mir meinen Hintern im Spiegel anzuschauen, und bin begeistert über das, was ich sehe: Nach dem Oberarmbizeps, den Beinen und der Taille ist auch mein Po flacher geworden. Und was ich tatsächlich nie für möglich gehalten hätte: weniger Cellulite! Ich dachte immer, dagegen sei kein Kraut gewachsen, aber der Effekt ist sichtbar!

Expertentipp: Cellulite

Man trifft Cellulite bei schlanken, dicken, jungen und alten Frauen an. Niemand will sie und sie wird mit allen möglichen Mittel bekämpft. Warum haben vor allem Frauen mit diesem Problem zu kämpfen? Es sind die weiblichen Sexualhormone, die mit Vorliebe Fett im Bereich von Hüften, Po und Oberschenkeln ablagern. Frauen haben in diesen Bereichen mehr und größere Fettzellen. Sie bilden dort Depots, die als Dellen nach außen drücken. Diese Fettzellen können sich bis auf das Zehnfache vergrößern. Bei schwangeren Frauen bilden sie ein gutes Nahrungsdepot – die Evolution hat sich schon etwas dabei gedacht. Leider kann man diese Funktion nicht einfach abschalten, wenn man sie nicht mehr zwecks Schwangerschaft braucht. Wie stark eine Cellulite ausgeprägt ist, hängt unter anderem auch vom Bindegewebe ab, von familiärer Vorbelastung und von der Qualität der Durchblutung.

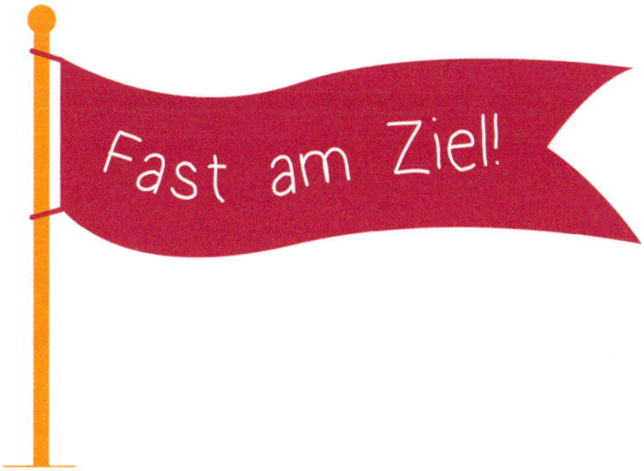

Was können Sie gegen Cellulite tun?

Besser als Cardiotraining ist Krafttraining. Wenn die Muskulatur gestrafft und aufgebaut wird, kommt es auch zu einer Hautstraffung. Wo Muskeln sind, hat das Fettgewebe es schwer, sich anzusiedeln. Zudem erhöhen Muskeln den Energieumsatz, d. h. Muskeln verbrennen mehr Kalorien als Fettzellen. Die Dellen lösen sich besser auf und Fett wird abgebaut. Muskeltraining, Ausdauertraining und eine stimmige Ernährung sind die besten Dellenkiller. Beim Ausdauertraining zur Fettverbrennung sollten häufiger Intervalleinheiten (Gehen und Joggen, moderates Radfahren und Sprints ...) eingebaut werden. Je abwechslungsreicher das Training ist, desto aktiver ist die Muskelarbeit und damit auch die Fettverbrennung.

Einen hundertprozentigen Dellenkiller gibt es nicht. Alternativ bleibt noch der chirurgische Eingriff oder das Üben in Gelassenheit. Es gab auch mal Zeiten, wo Rundungen – auch mit Dellen – als schön galten. Vielleicht täte gerade in unserer Zeit, in der alles genormt ist und die Frau auf ewig »20« sein soll, etwas Mut zum Anderssein ganz gut.

28

Samstag

Tag 28: Es gibt es keinen Pausentag, weil ich den am Donnerstag eingelegt habe. Macht aber nichts, ich hab heute Zeit und es klappt super: Ich mache von allen Übungen mehr Wiederholungen als vorgegeben. Sind die Übungen in dieser Woche tatsächlich besonders leicht oder bin ich einfach besser in Form?

Das bringt mich zu der Frage: Wie geht es nach 30 Tagen weiter? Klar ist: Es muss weitergehen! Selbst mein Mann sagt: »Du kannst jetzt nicht damit aufhören.« Aber nicht mehr 6-mal pro Woche. Außerdem vermisse ich Yoga und Pilates und auch ein bisschen das Ausdauertraining. Deshalb bastle ich mir jetzt einen neuen Plan. Ich werde mir aus meinen 30 Tagen ein paar schöne Übungssets aussuchen und die mit Yoga, Pilates, Walking und was mir sonst noch so einfällt kombinieren. Ob ich das wirklich durchziehe, wenn keine Challenge mehr dahintersteht?

29

Sonntag

Tag 29: Mein Plan, wie es nach der Challenge weitergehen soll, wird präziser: Ich werde mich dann wieder den Übungen widmen, die mir besonders schwergefallen sind. Das waren der berüchtigte Beinbizeps, der Ausfallschritt (gefolgt von dem schlimmsten Muskelkater) und klar, die Liegestütze. Inzwischen sollte ich 5 Liegestütze schaffen – es klappt zwar irgendwie, aber mit der Nase die Matte berühren ist nicht drin. Die Liegestütze sind also sicherlich noch ausbaufähig.

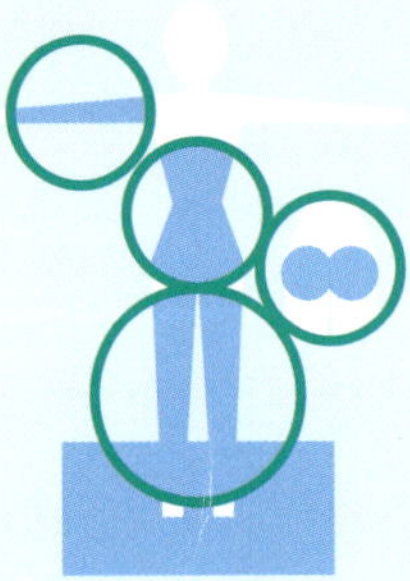

4-gewinnt-Challenge:

BAUCH, BEINE, PO & ARME BASISÜBUNGEN

Go!

START

LOS GEHT'S!

18. Tag	17. Tag	16. Tag	15. Tag	14. Tag	13. Tag	
30–20	40	20 superslow	30	PAUSE	25	*Breite Kniebeugen*
50	40	30	25		20	*Dirty Dog*
25	20	25	20		15	*Prone leg lift*
30–20	40	30	25		20	*Beinbizeps*
30–20	40	30	25		20	*Stufen-Crunch*
5	4	3	2		1	*Liegestütz*

GESCHAFFT!

Fast

	19. Tag	20. Tag	21. Tag	22. Tag	23. Tag	24. Tag
Curl and kick	30	40	PAUSE	50	30–20	50
Knie-Liegestütz	10	12		14	8 superslow	10
Side bend	12	15		18	20	22
Pharaonen-Crunch	16	20		26	30	40
Adduktion mit Gegendruck	20	25		30	40	30–20
Gluteus	25	30		40	50	60

	1. Tag	2. Tag	3. Tag	4. Tag	5. Tag	6. Tag
Stufen-Crunch	20	20–10	30	30–20	40	50
Criss-Cross-Crunch	20	20 superslow	24	30	30–20	40
Power side knee	12	16	20	24	28	32
Beinbizeps	15	20	30–10	35	40	50
Gluteus	20	20 superslow	30	30–20	40	50
Knie-Liegestütz	4	16	8	10	12	14

12. Tag	11. Tag	10. Tag	9. Tag	8. Tag	7. Tag	
bis max	40–10	40	30–20	20	PAUSE	***Ausfallschritt nach vorne***
bis max	40	20–10	30	20		***Pistole i. W.***
bis max	20 superslow	40	30–20	30		***Adduktion mit Gegendruck***
bis max	40	30	24	20		***Pharaonen-Crunch***
bis max	40	30	20 superslow	20		***Breite Kniebeugen***
bis max	18	16	14	12		***Side bend***

	25. Tag	26. Tag	27. Tag	28. Tag	29. Tag	30. Tag
tufen-Crunch	20	30	30–20	PAUSE	40	50
ower side knee	15	20	25		20–10	30
istole i. W.	15	20	15–15		25	30
dduktion mit Gegend.	20	25	30		40	50
luteus	20	25	35		40	50
iegestütz	1	2	3		4	5
tufen-Crunch	20	30	20–20		40	50

SO! WEITER

ZIEL

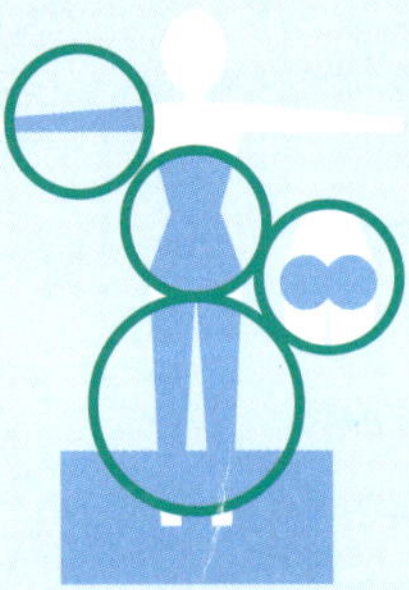

4-gewinnt-Challenge:

BAUCH, BEINE, PO & ARME

Go!

START

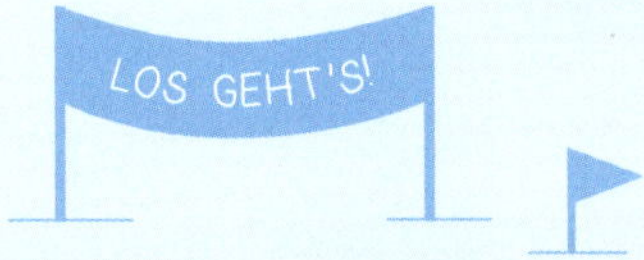

18. Tag	17. Tag	16. Tag	15. Tag	14. Tag	13. Tag		
bis max	25	20	15	PAUSE	12	44	Seitlicher Ausfallsch
bis max	20–10	20	18		15	46	Leg side
bis max	15 superslow	20	15		12	48	Beinheben im Faustst
bis max	20–10	25	20		15	41	Adduktion im Seitst
bis max	24	20	15		12	28	Rotations-Cru
bis max	11	9	7		5	59	Military pr

GESCHAFFT!

Fast

	19. Tag	20. Tag	21. Tag	22. Tag	23. Tag	24. Tag
Side lift		10	PAUSE	12	15	18
Versetzte Knie-Liegestütz	4	6		4–3	7	8
Trizeps-Liegestütz	1	2–1		3	2–1	4
Handstütz-Crunch	15	18		15–10	18	20
Beinbizeps mit gestr. Bein	15	18		20	20–10	30
Heavy back up	10	12		15	18	20

	1. Tag	2. Tag	3. Tag	4. Tag	5. Tag	6. Tag
zen-Crunch	12	15	20	15 superslow	20	bis max
ations-Crunch	12	15	20	20–10	24	bis max
dstütz-Crunch	10	12	12 superslow	15	18	bis max
garischer Ausfallschritt	15	18	20	30	25	bis max
side up	15	20	20–10	25	20	bis max
setzte Knie-Liegestütz	8	10	8–4	10	12	bis max

12. Tag	11. Tag	10. Tag	9. Tag	8. Tag	7. Tag	
30	20–10	15 superslow	20	15	PAUSE	*Pistole seitlich*
20–10	30	20	10–10	20		*Beinbizeps mit gestr. Bein*
25	20–10 superslow	20	15 superslow	20–10		*Adduktion im Seitstütz*
30	25	20	18	15		*U-Crunch*
20	18	15 superslow	18	15		*Heavy back up*
25	20	18	15	12		*Side lift*

	25. Tag	26. Tag	27. Tag	28. Tag	29. Tag	30. Tag
unch	12	18	bis max	PAUSE	20–10	30
tions-Crunch	10	12	bis max		15	20
le seitlich	12	15	bis max		20	25
arischer Ausfallschritt	15	20	bis max		25	30
heben im Faustsstütz	15	20	bis max		25	30
ps-Liegestütz	1	2–1	bis max		3	4

Geschafft!

30
Montag

Tag 30: Der letzte Tag. Ich bin überglücklich, dass ich es geschafft habe, aber ich denke gar nicht »endlich kein Sport mehr«, sondern ich überlege – kein Scherz! – eigentlich nur, welches Trainingsset ich morgen mache. Es ist wahr, die Challenge ist vorbei und ich will weitermachen. Vielleicht nicht mehr an den Tagen, an denen ich in den Biergarten will, aber sonst schon. Ich hab das Trainingsprogramm in meinen Tag integriert und dort soll es bitte bleiben. Nicht in der Frequenz und auch nicht immer in dieser Form (ich vermisse Yoga und Pilates, auch dafür will ich wieder ein Plätzchen finden), aber ich will weitermachen. Nach 30 Tagen habe ich jetzt zwar nicht wesentlich weniger Gewicht, aber mehr Muskeln, mehr Kraft, mehr Kondition – und nicht zuletzt richtig viel Motivation!

Mein Fazit

Nach 30 Tagen habe ich keine Wunder erwartet, deshalb überrascht mich eine Erkenntnis besonders: Ich habe noch nie ein Sportprogramm absolviert, das nach so kurzer Zeit so offensichtliche Ergebnisse gezeigt hat. Ich muss aber auch sagen: Es war verdammt hart.

Am Anfang schienen mir 30 Tage recht überschaubar, aber während ich mitten in der Challenge steckte und jeden Tag aufs Neue meinen inneren Schweinehund bekämpfte, war der 30-Tage-Zeitraum plötzlich unheimlich lang. Und die Übungen waren wirklich anstrengend. Ich habe geschwitzt und geflucht und hätte mich an manchen Tagen so gerne um das Training gedrückt, aber das ist bei einer Challenge nicht der Deal.

Jetzt bin ich sehr stolz, die Challenge geschafft zu haben, und das Ergebnis kann sich wirklich sehen lassen: Ich habe zwar weniger abgenommen, als ich mir gewünscht habe (insgesamt etwa 1,5 Kilo), aber dafür habe ich deutlich mehr Kraft und sichtbar mehr Muskeln. Ganz besonders sieht man es an den Armen, den Beinen und – das sagt zumindest mein Mann – an der Taille. Deshalb kaufe ich mir gleich ein eng anliegendes neues Kleid und siehe da: Ich habe eine Kleidergröße weniger! Außerdem bin ich fitter und stärker, schleppe Sprudelkisten und Möbelstücke, sogar meine Haltung scheint sich verbessert zu haben.

Und was ich jetzt definitiv habe, ist ganz viel Motivation. Ich will weitermachen! Vielleicht nicht 6-mal die Woche Liegestütze und Beinbizeps, ich vermisse Yoga und Ausdauertraining, aber ich glaube, das alles lässt sich ganz prima kombinieren. Deshalb stelle ich mir jetzt mein eigenes Programm zusammen, das Übungen der Challenge, Yoga, Pilates und Laufen vereint (und vermutlich werde ich die Trainingseinheiten von 6-mal pro Woche auf 3–4-mal pro Woche reduzieren).

Für die Zukunft weiß ich: Von nichts kommt nichts. Und: Eine halbe Stunde Zeit für Sport findet sich fast immer. In diesem Sinne: nicht lange nachdenken, einfach machen!

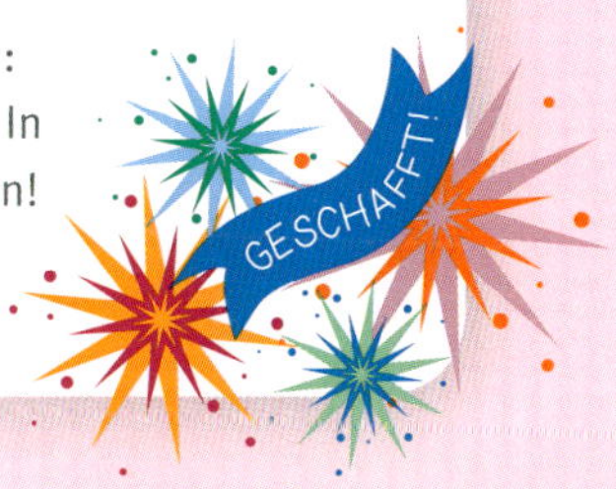

Challenge fertig – was nun?

Geschafft! Sie sind stolz und glücklich – das dürfen Sie auch sein. Aber jetzt auf die faule Haut legen geht nicht, sonst war alles umsonst. Hier ein paar Vorschläge, wie es weitergehen könnte.

Machen Sie zuerst eine kurze Bestandsaufnahme. Eine Hilfe dazu sind die folgenden Fragen:

- Was haben Sie erreicht? Sind Sie fitter, gesünder und schlanker?
- Was hat sich verändert? Haben Sie weniger Gelenkprobleme, stärkere Muskeln und eine straffere Haut?
- War das tägliche Training umsetzbar?
- Welches sind Ihre neuen Ziele? Möchten Sie Ihren Zustand erhalten oder mehr erreichen?

Stillstand bedeutet Rückschritt, Muskeln erschlaffen und irgendwann stehen Sie wieder vor dem gleichen Problem wie vor der Challenge.

Mit der positiven Erfahrung, die Sie in 30 Tagen gemacht haben – sowohl körperlich, mental als auch emotional –, wäre es jammerschade, nicht weiterzumachen.

Dazu habe ich folgende Vorschläge:

- Machen Sie 3-mal pro Woche eine gute Challenge mit der/den Muskelgruppe/n, die für Sie wichtig sind.
- Trainieren Sie die einzelnen Challenges nur 2 Wochen lang und gehen Sie dann zur nächsten über.
- Stellen Sie eine eigene Challenge zusammen mit Übungen, die Sie gerne machen, oder mit den Übungen, die Sie nicht mögen – die erfordern na-

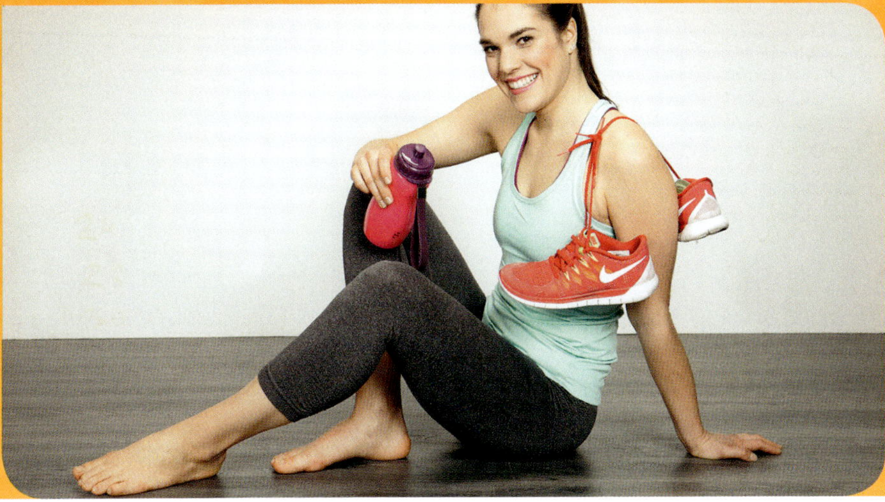

türlich viel Disziplin und Durchhaltevermögen.
- Allrounder-Challenges sind beide »4-gewinnt-Challenges«. Hier werden alle vorgestellten Muskelgruppen auf das Intensivste bearbeitet.
- Trainieren Sie alle Challenges nacheinander durch (das wären 15 Monate).
- Sie können auch eine Challenge mit den folgenden Rückenübungen kombinieren (Seite 122–124).

Bauch und Rücken bilden eine Einheit. Je mehr Gleichgewicht zwischen ihnen herrscht, desto weniger Probleme treten im Rücken auf. Starke Rückenmuskeln stützen die Wirbelsäule und sorgen für eine gute, aufrechte Haltung.

Einige Regeln sind bei den Übungen zu beachten:
- immer die aktive Rumpfmuskulatur einsetzen
- Übungen sorgfältig und ohne Schwung ausführen
- Stabilität ist immer wichtiger als Mobilität

Es geht also weiter, wenn Sie wollen. Dazu brauchen Sie nur ein Ziel festzulegen – eine Auswahl zu treffen – und anzufangen.

» *Der Mensch arbeitet immer für ein Ziel. Wer jedoch keine Ziele hat, der arbeitet für andere.* «

Koreanische Weisheit

Katze – Pferd

- Vierfüßlerstand. Achsentreue Handgelenke – Schultergelenke, Kniegelenke – Hüftgelenke.

- Aktivieren von Beckenboden, Rumpfmuskulatur und oberem Rumpf (Seite 20).

- Einatmung. Den Rücken nach oben runden. Das Kinn zieht sanft zum Brustbein.

- Ausatmung. Den Rücken tief absenken. Der Kopf schaut mit langem Nacken nach oben (Foto 1).

3 × 15 Wiederholungen.

Darauf achten

- Die Wirbelsäule gleicht einer Gliederkette, die geschmeidig auf- und abrollt.

Diagonales Arm- und Beinheben

- Vierfüßlerstand, Rumpf gerade, Nacken in Verlängerung des Rumpfs.

- Aktivieren von Beckenboden, Rumpfmuskulatur und oberem Rumpf (Seite 20).

- Einatmung. Linker Arm und rechtes Bein gestreckt anheben. Der ganze Körper bildet eine stabile Linie. 5–10 Atemzüge verweilen (Foto 2). Dann ist die andere Seite dran. 3 Durchgänge.

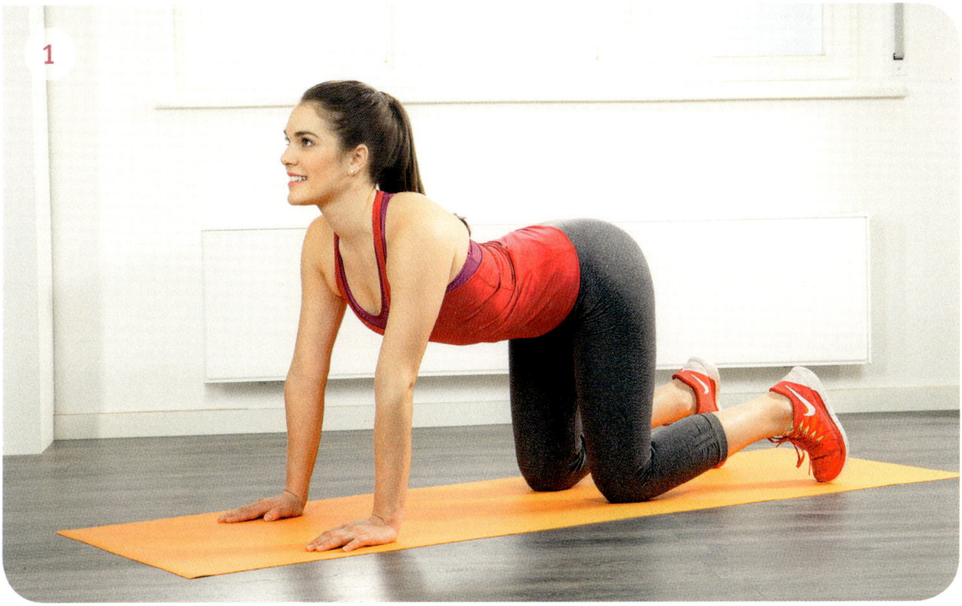
1

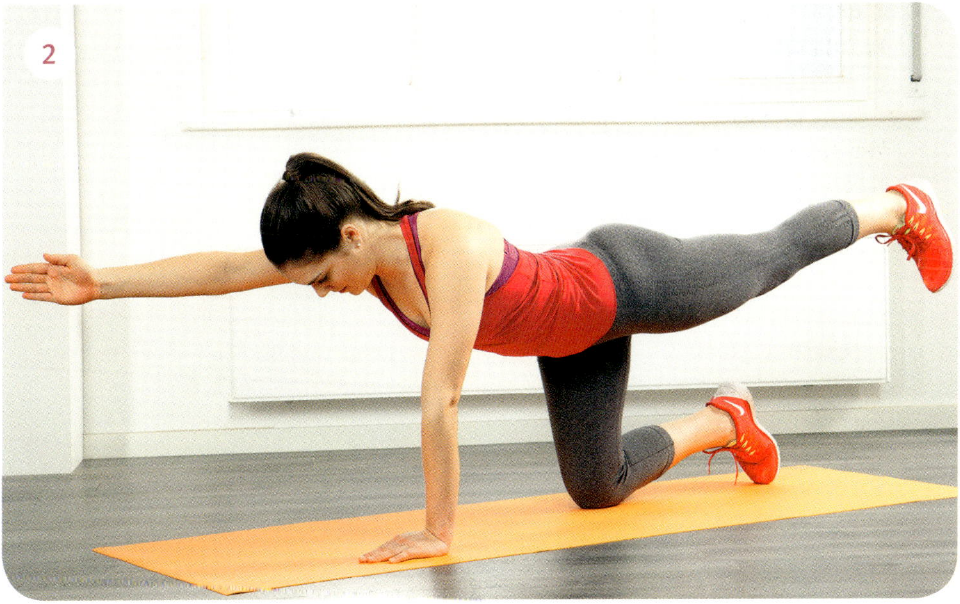
2

Krokodil

- Rückenlage. Arme in Leuchterhaltung am Boden, Handrücken drücken nach unten. Beine freihängend rechtwinklig, Füße angezogen.

- Aktivieren von Beckenboden, Rumpfmuskulatur und oberem Rumpf (Seite 20).

- Einatmung. Mit aktiver Rumpfmuskulatur Beine nach rechts absenken (Foto 1).

- Ausatmung. Mit aktiver Rumpfmuskulatur Beine zurückführen. Seitenwechsel. 15-mal im Wechsel, 3 Durchgänge.

Darauf achten

- Hochaktive Rumpfmitte, Schultern bleiben am Boden.

Scheibenwischer

- Bauchlage. Hände aufeinander unter der Stirn. Beine lang gestreckt, Fußrücken drücken in den Boden.

- Aktivieren von Beckenboden, Rumpfmuskulatur und oberem Rumpf (Seite 20).

- Einatmung. Rumpf anheben, Stirn bleibt immer an den Händen liegen.

- Rumpf beugt sich nach links (Foto 2), zur Mitte zurück, nach rechts, zur Mitte zurück ohne abzulegen. 5 Seitenwechsel, dann Körper ablegen. Insgesamt 3 Durchgänge.

Darauf achten

- Beine und Becken bleiben unbeweglich und angespannt.

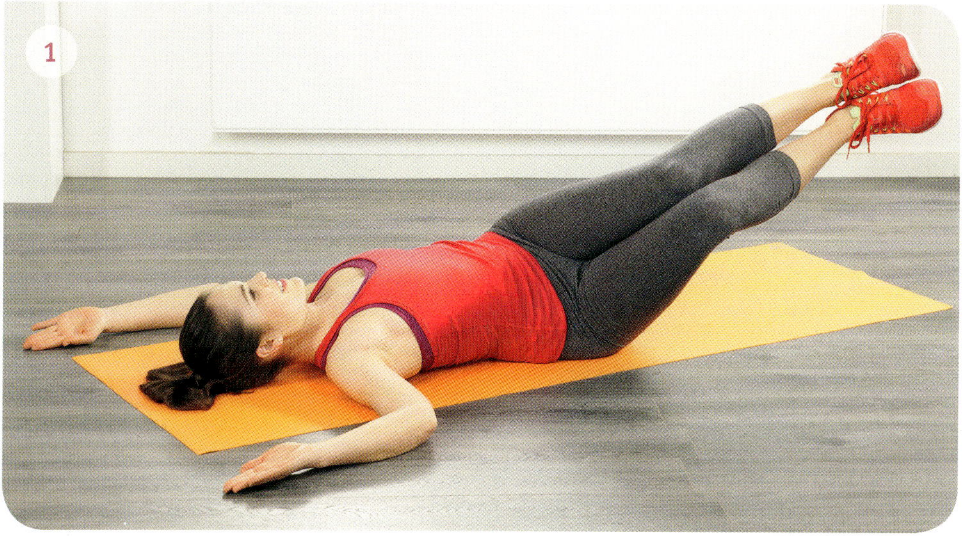
1

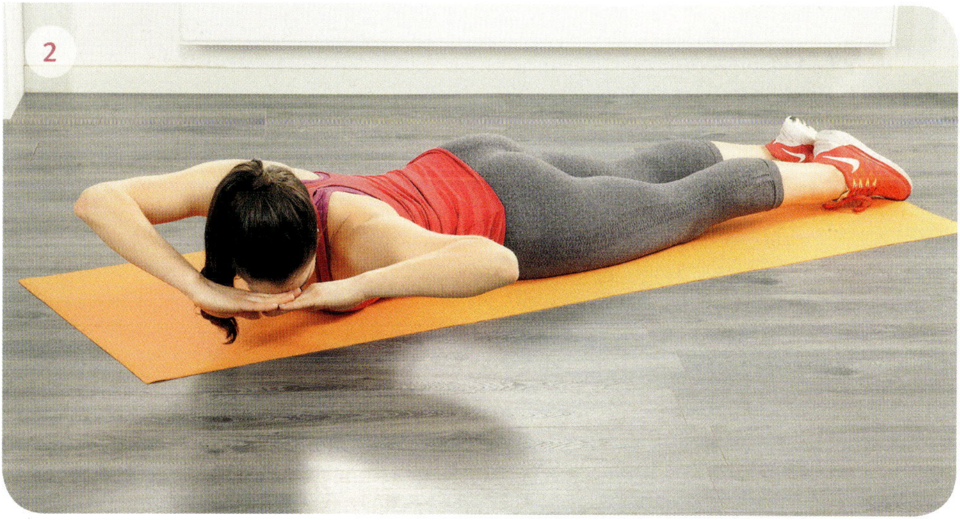
2

Bibliografische Information der Deutschen Nationalbibliothek
Die Deutsche Nationalbibliothek verzeichnet diese Publikation in der Deutschen Nationalbibliografie; detaillierte bibliografische Daten sind im Internet über http://dnb.d-nb.de abrufbar.

Programmplanung: Simone Claß
Redaktion: Ursula Brunn-Steiner, Vaihingen/Enz
Bildredaktion: Christoph Frick

Umschlaggestaltung und Layout:
CYCLUS Visuelle Kommunikation, Stuttgart

Bildnachweis:
Umschlagfoto und Fotos im Innenteil:
Holger Münch, Stuttgart
Illustrationen: Jelka Lerche, Lüneburg

1. Auflage

Printed in Germany

Satz und Repro: Fotosatz Buck, Kumhausen
Gesetzt in: Adobe InDesign CS6
Druck: AZ Druck und Datentechnik GmbH, Kempten

Gedruckt auf chlorfrei gebleichtem Papier

ISBN 978-3-8304-8286-4

Auch erhältlich als E-Book:
eISBN (PDF) 978-3-8304-8287-1
eISBN (ePub) 978-3-8304-8288-8

1 2 3 4 5 6

Wichtiger Hinweis: Wie jede Wissenschaft ist die Medizin ständigen Entwicklungen unterworfen. Forschung und klinische Erfahrung erweitern unsere Erkenntnisse. Ganz besonders gilt das für die Behandlung und die medikamentöse Therapie. Bei allen in diesem Werk erwähnten Dosierungen oder Applikationen, bei Rezepten und Übungsanleitungen, bei Empfehlungen und Tipps dürfen Sie darauf vertrauen: Autoren, Herausgeber und Verlag haben große Sorgfalt darauf verwandt, dass diese Angaben dem Wissensstand bei Fertigstellung des Werkes entsprechen. Rezepte werden gekocht und ausprobiert. Übungen und Übungsreihen haben sich in der Praxis erfolgreich bewährt.

Eine Garantie kann jedoch nicht übernommen werden. Eine Haftung des Autors, des Verlags oder seiner Beauftragten für Personen-, Sach- oder Vermögensschäden ist ausgeschlossen.